呼伦贝尔
道地药材

◎ 孙亚红 刘 辉 编著

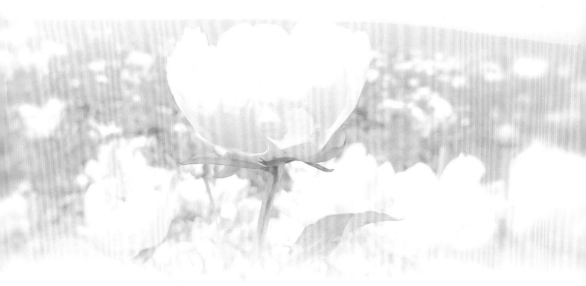

中国农业科学技术出版社

图书在版编目（CIP）数据

呼伦贝尔道地药材 / 孙亚红，刘辉编著. --北京：中国农业科学技术出版社，2021.9

ISBN 978-7-5116-5454-0

Ⅰ. ①呼… Ⅱ. ①孙… ②刘… Ⅲ. ①中药材－研究－呼伦贝尔市 Ⅳ. ①R282

中国版本图书馆 CIP 数据核字（2021）第 162918 号

责任编辑　李　华　崔改泵
责任校对　贾海霞
责任印制　姜义伟　王思文

出 版 者　中国农业科学技术出版社
　　　　　北京市中关村南大街12号　　邮编：100081
电　　话　（010）82109708（编辑室）（010）82109702（发行部）
　　　　　（010）82109709（读者服务部）
传　　真　（010）82106650
网　　址　http://www.castp.cn
经 销 者　各地新华书店
印 刷 者　北京地大彩印有限公司
开　　本　170 mm×240 mm　1/16
印　　张　11.75
字　　数　186千字
版　　次　2021年9月第1版　2021年9月第1次印刷
定　　价　65.00元

《呼伦贝尔道地药材》

编著委员会

主任委员　任宇江　李启华

主　编　著　孙亚红　刘　辉

副主编著　何　霞　贾　翊

编著人员　任宇江　李启华　孙亚红　刘　辉

　　　　　　何　霞　贾　翊　陈文贺　晓　花

　　　　　　包妍妍　阿日汗　罗　旭　宋爱武

　　　　　　邵　萌

序 言

中医药作为中华民族宝贵的文化遗产之一，长期以来，在预防治疗疾病、维护人体健康方面作出了突出贡献，发挥着不可替代的作用。随着经济社会发展和人民生活水平的不断提高，中医药发展上升为国家战略，国内外对中医药的认知与使用范围越来越广，我国中药材的使用量与出口量也在逐年递增。

在我国数千种药材中，道地药材当属精华。道地药材特指那些历史悠久、品种优良、产量宏丰、疗效显著、具有明显地域特色的中药材。《中国道地药材图说》中把道地药材按传统产区分为北药、南药、关药、广药、贵药、川药、蒙药、藏药等14类。道地药材延续发展到今天，已成为中药材优良品质的关键性标志。内蒙古作为全国中药资源分布九大区域之一，药材资源丰富。其中，以呼伦贝尔道地药材的药效与品质优势最为显著。

呼伦贝尔地处我国北部边疆地区，东邻黑龙江省，西、北与蒙古国、俄罗斯相接壤，是中、俄、蒙三国的交界地带，总面积25.3万平方千米。丰富的地理地貌，形成了不同的地理环境与气候条件，拥有中温带大陆性草原气候、中温带季风性混交林气候、中温带季风性森林草原气候、寒温带季风性针叶林气候，因而孕育了多样的植被，其中不乏丰富的中药材资源。据考证，呼伦贝尔地区现有野生植物1 600多种（占内蒙古自治区的60%）。其中药用植物共106科371属673种（占内蒙古自治区的56%），常用中蒙药材200余种。尤以分布在大兴安岭两侧缓坡林间和草地居多。

自20世纪80年代，呼伦贝尔地区已出现人工驯化野生道地药材，并尝试推广种植。40多年来，呼伦贝尔道地药材产业发展迅猛，得到国内外各大药材市场的认可与青睐，需求量也在逐年增加。目前，重点种植区域分布在扎兰屯市、阿荣旗、莫力达瓦达斡尔族自治旗、牙克石市、额尔古纳市、鄂伦春自治旗和鄂温克族自治旗，主要种植赤芍、苍术、黄芪、黄芩、防风、白鲜皮、红柴胡、金莲花、返魂草等10余种道地药材，升麻、益母草、蒲公英、五味子、亚麻、水飞蓟、贝母、黄柏子等20余种优质中药材，以及漏芦花、悬钩木、小白蒿、多叶棘豆、北乌头、大叶龙胆等20余种蒙药材。自2015年开始，人工种植中药材的面积逐年增加，2019年已达38万亩，2020年达到52.53万亩，预计2021年突破70万亩。

自2018年以来，呼伦贝尔市政协工商联界别积极建言献策、强化履职，致力于推动呼伦贝尔道地药材产业可持续化、标准化、规模化发展，引导产业充分发挥对当地经济发展的带动作用。曾先后赴安徽省亳州市、河北省安国市、北京、哈尔滨等地，拜访知名药企和专家学者，充分汲取各地中草药产业发展的先进经验，并深入呼伦贝尔市各旗（市、区）进行产业摸底调查与分析，形成极具参考价值的调研报告，得到市委、市政府高度重视。

经过呼伦贝尔市政协工商联界别坚持不懈地努力与推动，《呼伦贝尔市蒙中药材产业发展规划》等相关政策制度不断完善，道地药材地理标志申请工作稳步推进，产业规模、招商引资能力与品牌知名度显著提高，中药材产业正逐步成为呼伦贝尔地区经济增长新动能。

与此同时，为实现道地药材规范种植示范推广，由呼伦贝尔市工商联牵头，呼伦贝尔市政协工商联界别组邀请具有一定知名度与影响力的专家学者，秉承科学性、先进性、规范性、实用性原则，通过长期实地研究与科学示范推广，共同编写并出版一部较系统、全面反映本地区中蒙药资源的《呼伦贝尔道地药材》著作。

全书分为"总论"与"各论"两部分。"总论"部分立足当地资源优势、气候特点对呼伦贝尔地区蒙中药材的传承发展、基本概念，以及具有当地特色的人工种植技术等内容进行系统阐释；"各论"部分收载品种为本地区所产的常用野生、栽培道地药材18种、蒙药材12种，结合地区生产实践，按照名称、性状、生长环境、分布、药材特征、药理作用、性味归经、功能主治、种植与田间管理等进行分类总结。

《呼伦贝尔道地药材》作为呼伦贝尔市中医药事业历史上的一部里程碑式的科普性著作，以准确、规范、生动的文字向全社会普及。既是对中蒙医药传承精华、守正创新的一次生动实践，对走生态绿色发展道路的积极探索，同时对优化呼伦贝尔市产业结构布局、促进中蒙药材产业高质量发展也具有重要意义，为传承和保护中蒙医药宝贵遗产，丰富我国中蒙医药文化作出积极贡献。

殷切希望通过《呼伦贝尔道地药材》的出版，能够帮助各位读者加深对呼伦贝尔道地药材资源及规范化种植的了解，能够引领呼伦贝尔市道地药材产业发展迈上新台阶。

呼伦贝尔市政协党组书记、主席

2021年5月

前　言

　　呼伦贝尔位于内蒙古自治区东北部，是一个由汉、蒙古、达斡尔、鄂温克、鄂伦春、俄罗斯、朝鲜等42个民族组成的多民族聚居地。各民族在生产生活中，形成了各具特色又行之有效的用药经验。由于有些民族只有语言没有文字，导致一些宝贵用药经验丢失。另外，随着中蒙医药用量增加，野生道地药材供应日益短缺，过度采挖造成资源与环境破坏，部分野生道地药材资源面临枯竭。同时，呼伦贝尔市人工种植中蒙药材起步晚，农户和企业缺少科学合理的药材种植模式与技术。因此，编写一本道地中蒙药材书籍，刻不容缓。

　　本书所介绍的中蒙药材来源于呼伦贝尔地区传统民族民间药材，经过编者多年收集整理，在总结野生中蒙药用植物驯化、引种试验和药材种植企业生产实践的基础上编写而成。全书分为总论、各论两个部分。总论部分主要介绍呼伦贝尔中蒙药材的传承和发展，以及人工栽培现状、规范化种植等内容。各论部分为两块内容，一是从药材、原植物、种植技术、采收与加工、贮藏等方面详细介绍了呼伦贝尔地区广泛分布且栽培的18种中药材；二是从药材、原植物、部分栽培情况详细介绍了呼伦贝尔地区广泛分布的12种蒙药材。

　　本书可供中蒙药生产经营、资源开发利用等相关人员参考。由于编者水平有限，真诚地希望各位读者提出宝贵意见，以便今后继续完善。

编著者

2021年5月

目　录

第二部分　各　论

第一部分

总　论

第一章 概 述

第一节 呼伦贝尔中蒙药材的传承与发展

一、呼伦贝尔历史沿革

从西汉至清朝末期的2 000多年间，呼伦贝尔这片土地上曾经有东胡、匈奴、鲜卑、室韦、突厥、回纥、契丹、女真、蒙古等十几个游牧部族繁衍生息，他们在呼伦贝尔草原上发展兴旺、征战、割据、厉兵秣马。呼伦贝尔以其丰富的自然资源养育了中国北方诸多的游牧民族，这些民族各自形成了并世代沿袭着本民族各具特色的民族习俗，创造了灿烂的游牧文化，呼伦贝尔被誉为"中国北方游牧民族成长的历史摇篮"。清朝建立后，由鄂温克、达斡尔、巴尔虎蒙古、鄂伦春人组成的布特哈八旗兵、索伦八旗兵和巴尔虎八旗兵，勇猛善战，镇守着边疆，为防御沙俄入侵，保障驿站畅通，维护边疆安宁作出了贡献。民国时期，岭西地区曾于1912—1920年实行地方自治，脱离黑龙江省。1920年后重归黑龙江将军节制，仍设副都统衙门，同时设善后督办兼交涉员公署，并设呼伦、胪滨、室韦、奇乾县，形成旗、县并存和分治的局面。岭东地区也保留西布特哈总管公署，同时设雅鲁县，布西县，直属黑龙江省。东北沦陷时期，岭东为兴安东省，岭西为兴安北省，均直辖于伪满洲国。1948年1月1日改称呼伦贝尔盟，归属内蒙古自治区政府。2001年10月10日，国务院批准撤销呼伦贝尔盟设立地级呼伦贝尔市；撤销海拉尔市设立海拉尔区。呼伦贝尔市辖原呼伦贝尔盟的阿荣旗、莫力达瓦达斡尔族自治旗、鄂伦春自治旗、鄂温克族自治旗、陈巴尔虎旗、新巴尔虎左旗、新巴尔虎右旗和新设立的海拉尔区；代自治区人民政府管辖满洲里

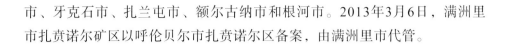

市、牙克石市、扎兰屯市、额尔古纳市和根河市。2013年3月6日，满洲里市扎赉诺尔矿区以呼伦贝尔市扎赉诺尔区备案，由满洲里市代管。

二、呼伦贝尔中蒙药材的传承与发展

从呼伦贝尔的历史沿革中不难推测出，呼伦贝尔是一个多民族聚居地，有蒙古、达斡尔、鄂温克、鄂伦春、俄罗斯、朝鲜等42个民族。这些民族中多数民族只有语言没有文字，每一个民族在抵御各种自然灾害、抗击外敌侵扰、常年征战中都会受到各种伤害和罹患各种疾病，为了本民族的生存和发展，他们在抵御外敌及与疾病斗争中，逐渐发现许多最原始朴素而又行之有效的药物，总结出这些药物的炮制及使用方法，如多民族常用的珍珠梅的叶捣碎敷伤口，可以消炎、止痛，利于伤口愈合等。但终因这些民族只有语言没有文字，历代人汇集下来本民族传统的民间用药经验，仅仅依靠口耳相传进行传承，在世代相传的过程中，因种种原因会导致一些宝贵用药经验的遗漏和丢失。特别是清朝末期随着西医西药的推广和使用，影响并削弱了民族医药的传播和传承。20世纪以来，各民族随着熟知本民族医药的老人的逝去，许多宝贵民族药及用药经验也逐渐遗失了。现存的各个民族医药典籍寥寥无几，老人记忆中能够流传并保存下来确有疗效的民族药已经越来越少，据初步调查，呼伦贝尔地区能够传承使用的蒙药材不足20种，如鄂伦春、鄂温克和达斡尔3个少数民族药材仅有10余种，其他民族药材也是少之又少。

本书所介绍的中蒙药材来源于呼伦贝尔地区传统民族民间药材，经过收集整理，结合各个旗（市、区）农户20余年引种驯化试验摸索，并总结药材种植企业的经验基础上进行编辑撰写。

第二节 呼伦贝尔土壤和气候特点

一、地理位置

呼伦贝尔市地处东经115°31′～126°04′、北纬47°05′～53°20′。东西630

千米、南北700千米，总面积25.277 7万平方千米。南部与兴安盟相连，东部以嫩江为界与黑龙江省为邻，北和西北部以额尔古纳河为界与俄罗斯接壤，西和西南部同蒙古国交界。呼伦贝尔市西部位于内蒙古高原东北部，海拔550～1 000米，为呼伦贝尔大草原；大兴安岭以东北—西南走向纵贯呼伦贝尔市中部，海拔700～1 700米，构成呼伦贝尔的林区；东部为大兴安岭东麓，东北平原—松嫩平原边缘，海拔200～500米，有种植业为主的农业经济区分布。地形总体特点为西高东低，地势由西到东缓慢过渡。

二、气候特点

呼伦贝尔地处温带北部，大陆性气候显著。以根河与额尔古纳河交汇处为北起点，向南大致沿120°E经线划界：以西为中温带大陆性草原气候；以东的大兴安岭山区为中温带季风性混交林气候，低山丘陵和平原地区为中温带季风性森林草原气候，"乌玛—奇乾—根河—图里河—新帐房—加格达奇—125°E蒙黑界"以北属于寒温带季风性针叶林气候。全市气候特点是冬季寒冷漫长，夏季温凉短促，春季干燥风大，秋季气温骤降霜冻早；热量不足，昼夜温差大，有效积温利用率高，无霜期短，日照丰富，降水量差异大，降水期多集中在7—8月。夏季降水量大而集中，大部地区为200～300毫米，占年降水量65%～70%，秋季降水量相应减少。

三、土壤类型

呼伦贝尔市土地资源丰富，类型多样。全市总土地面积25.3万平方千米，分为8个一级地类，35个二级地类。截至2017年末，实有耕地面积2 682.9万亩①（2018年统计年鉴），占全市土地总面积的7.07%。其中，旱地面积2 658.3万亩，占耕地总面积的99.1%。

呼伦贝尔市耕地土壤共有11个土类，28个亚类，54个土属，138个土种。根河市、额尔古纳市、牙克石市、鄂伦春自治旗、莫力达瓦达斡尔族自治旗、阿荣旗和扎兰屯市耕地土壤类型以暗棕壤、黑土、草甸土为主；陈巴尔虎旗、鄂温克族自治旗、新巴尔虎左旗、新巴尔虎右旗、海拉尔区、满洲

---

① 1亩≈667米²，1公顷=15亩，全书同。

里市和扎赉诺尔区耕地土壤类型以黑钙土和栗钙土为主。全市天然草场面积1.2亿亩，占全市总土地面积的31.8%，退耕还草面积100万亩，退牧还草面积480万亩；地方国有林地面积453万公顷。

第三节　内蒙古自治区中蒙药材发展情况

一、野生药用植物资源

据《内蒙古植物志》第三版记载，内蒙古自治区有野生植物2 619种。包括药用植物1 198种，蒙药药用植物511种，可大规模开发的品种有200余种。

其中国家重点保护的药用植物16种，包括肉苁蓉、草苁蓉、内蒙古黄芪、膜夹黄芪、羽叶丁香、天麻、狭叶瓶儿小草、蒙古扁桃、沙冬青、水曲柳、黄柏、野大豆、胡桃楸、胡杨、樟子松、柄扁桃。

内蒙古自治区现有中蒙药材种植面积达100余万亩，其中大宗药材肉苁蓉30万亩、黄芪20万亩、赤芍20万亩、桔梗5万亩、北沙参2.5万亩、枸杞5万亩、甘草4万亩。开拓了肋柱花、羽叶丁香、香青兰、土木香、款冬花、金莲花等特色药材种植基地，并在适宜性区划的基础上建立了肉苁蓉、枸杞、赤芍、内蒙古黄芪、山沉香、桔梗、黑果枸杞等药材种子种苗基地。其中"牛家营子北沙参""牛家营子桔梗""河套枸杞""河套肉苁蓉"等药材品种先后获批为地理标志产品。

呼伦贝尔市野生植物资源丰富，有野生植物1 600多种（占全自治区60%）。其中药用植物有670多种（占全自治区56%），尤以大兴安岭两侧缓坡林间和草地为多。

二、中蒙药产品概况

内蒙古自治区现有24家专业制药生产企业通过了GMP（生产质量管理规范）认证，主要集中在呼和浩特地区和通辽地区。目前，区内在产的蒙药有300余个蒙药制剂品种，11种蒙药剂型，打造了"红城""丹神"等一批蒙药知名品牌。其中，珍宝丸、保利尔、扎冲十三味等单品种销售突破5 000万元，具有巨大的市场潜力。

三、中蒙药产业发展思路及布局

2016年内蒙古自治区印发《内蒙古自治区蒙医药中医药发展战略规划纲要（2016—2030年）》，指出内蒙古自治区蒙医药中医药发展的主要任务包括加快蒙医药中医药医疗服务体系建设，加快蒙医药中医药健康服务发展，加快蒙医药中医药人才队伍建设，推进蒙医药中医药继承创新，全面提升蒙药中药产业发展水平，繁荣发展蒙医药中医药文化，加强蒙医药中医药对外交流与合作。2017年印发《内蒙古自治区振兴蒙医药行动计划（2017—2025年）》，指出扶持蒙药材产业化发展，制定蒙药产业重点项目、特优产品经费支持和减免税收的优惠政策，建立重大工程、重要项目和创新工作表彰奖励机制。扶持蒙药研发和技术创新，激发市场主体活力，鼓励社会力量参与，推进蒙药标准化、规范化和集约化发展。

第四节　呼伦贝尔中蒙药材种植现状及种植原则

据统计，呼伦贝尔境内分布药用植物670多种，常用中蒙药材200余种，其中蓝盆花、多叶棘豆、肋柱花、扁蕾、漏芦花、旋覆花、悬钩木等20余种蒙药材，苍术、赤芍、防风、黄芩、白鲜等20余种重点中药材（表1-1）。

全市中蒙药材种植区域主要分布在扎兰屯市、阿荣旗、莫力达瓦达斡尔族自治旗、牙克石市、鄂伦春自治旗和鄂温克族自治旗，其余旗（市、区）有少量分布。20世纪50年代开始，牙克石市、扎兰屯市、阿荣旗、鄂伦春自治旗等对野生苍术、赤芍、黄芪等进行人工驯化，从吉林省、内蒙古赤峰市等地引种水飞蓟、赤芍、关防风、桔梗等，种植面积稳定在15万亩左右，品种以水飞蓟为主。自2015年开始，人工种植中药材的面积逐年增加，2020

年达到37万亩（表1-2），品种已达50多个，其中呼伦贝尔生产的赤芍、防风、苍术因品质优良，疗效好而得到亳州、安国等国内各大药材市场认可。自2016年开始，呼伦贝尔市蒙医医院进行蓝盆花、多叶棘豆、冷蒿等野生蒙药材驯化栽培研究，2020年种植面积达到100余亩。

表1-1 呼伦贝尔境内重点中蒙药材

药材种类	药材名称
重点蒙药材	漏芦花、悬钩木、小白蒿、肋柱花、小秦艽、多叶棘豆、蓝盆花、蓝刺头、旋覆花、扁蕾、北乌头、达乌里芯芭、大叶龙胆、梅花草、花锚、瘤毛獐芽菜、昭山白等
重点中药材	苍术、黄芪、黄芩、防风、赤芍、金莲花、返魂草、升麻、白鲜皮、红柴胡、益母草、蒲公英、五味子、亚麻、水飞蓟等

表1-2 2016—2020年呼伦贝尔中药材生产情况统计

品种	2020年面积（亩）	2019年面积（亩）	2018年面积（亩）	2017年面积（亩）	2016年面积（亩）
防风	16 907	18 600	17 810	17 504	12 630
黄芩	22 857	29 300	27 980	26 430	91 490
黄芪	15 489	16 200	15 760	13 850	2 952
桔梗	12 472	17 522	14 600	13 335	44 100
五味子	2 829	2 823	2 600	2 500	220
板蓝根	8 088	7 983	8 600	10 100	3 400
水飞蓟	211 000	191 500	383 100	150 000	229 820
赤芍	35 522	45 560	30 550	24 256	9 500
苍术	18 500	23 200	20 230	20 821	2 000
白鲜皮	7 736	10 297	8 200	7 630	3 000
返魂草	19 870	17 300	7 200	3 000	0
其他	0	0	0	12 209	3 355
合计	371 270	380 285	537 830	301 635	402 467

因呼伦贝尔市种植中蒙药材起步晚，经验少，科学合理的药材种植模式仍在探索中。建议药材种植遵循突出呼伦贝尔地域特色，优选传统蒙药材如多叶棘豆、小白蒿等，道地重点品种，如苍术、防风、返魂草等。充分利用荒山荒坡、退耕还林地，努力实现中蒙药材发展不向农田争地，推广中药材间套作栽培、轮作、林下、仿野生种植等种植模式，构建资源节约、环境友好的可持续发展生态种植方式，促进中蒙药材生产与生态协调发展。

呼伦贝尔市出台了《关于扶持和促进蒙医药中医药事业发展的意见》《蒙医药中医药发展战略规划（2017—2030年）》《加快蒙医药中医药振兴发展实施方案（2018—2025年）》，明确了中蒙药材种植、蒙成药生产销售、蒙医药保健品加工销售、蒙医药健康旅游、蒙医药服务业等产业发展举措。

中蒙药材加工转化初具规模。全市中药材加工生产企业6家，主要在扎兰屯市、鄂伦春自治旗、牙克石市、阿荣旗和额尔古纳市，以生产加工丸剂、散剂、片剂、胶囊剂、口服液、糖浆剂、饮片等为主。2019年，年产值达1.3亿余元。其中，代表性的产品养阴清肺口服液为国家级新药、专利产品、国家中药保护品种，乌龙养血胶囊为国家专利产品，小儿胃宝片、回生第一丹胶囊列为国家中药保护品种，羚羊角口服液、金莲花胶囊、金莲花口服液列入国家医保目录。

第二章 基本概念

第一节 中药、中药材和草药

中国是中药的发源地，中药文化是中国特有的传统文化。中药是指在中医药理论指导下，用于预防和治疗疾病的天然药物及其炮制品，主要包括植物药、动物药和矿物药。中药起源于公元前3世纪至公元前2世纪（《尔雅》），人们对中药的认识来源于赖以生存的自然界，人们在长期生活中因意外伤害、气候变化等因素导致各种疾病，通过采集植物或矿物治疗疾病的反复尝试，积累治病的经验后进行总结提炼得来的。远古有"神农尝百草"的传说，《神农本草经》是我国现存最早的药物学专著，为后世中药学的发展起着奠基的作用，《伤寒论》是对《神农本草经》药物学的继承和发展，之后各种中药著作不断涌现，如唐代出版了第一部国家药典《新修本草》，明代著名医药学家李时珍的《本草纲目》，均反映了中药学术的日益发展和丰富，中华人民共和国成立后于1953年出版了第一部《中华人民共和国药典》，2020年7月2日，国家药品监督管理局、国家卫生健康委发布公告，正式颁布2020年版《中华人民共和国药典》，《中华人民共和国药典》的颁布和发行是我国中药执行的标准，具有指导性和强制性。

中药材是中药事业传承和发展的基础，是指利用植物、动物的药用部位经采收、初加工形成的原料药材，包括植物、动物和矿物药。中药材是中成药、中药饮片等中药材工业的重要原料，随着人们对健康的渴求，目前，中药材已从传统的医疗需求逐步走进寻常百姓家，成为日常健康养生必备的消费品。

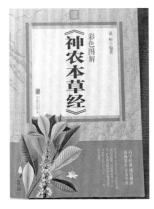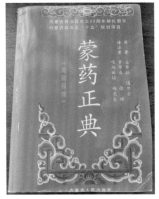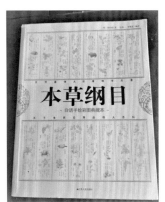

药物学著作

人们熟知的草药具体指民间医生用于治病或地区性口碑相传的民间用药，这些民间用药在《中华人民共和国药典》中没有记载，但具有较明显的疗效。

第二节 道地药材

《中华人民共和国中医药法》第二十三条规定道地中药材，是指经过中医临床长期应用优选出来的，产在特定地域，与其他地区所产同种中药材相比，品质和疗效更好，且质量稳定，具有较高知名度的中药材。道地药材是我国传统药材的精髓，是优质药材的代名词。道地药材是由临床疗效好、产量稳定、特定产区、具有成熟而独特的炮制工艺、质量优、安全可追溯6个要素构成，缺一不可，是集地理、质量、经济、文化概念于一身。根据《全国道地药材生产基地建设规划（2018—2025年）》，目前我国道地药材产区可划分为东北、华北、华东、华中、华南、西南、西北七大区域。

我国道地药材经历几千余年的发展，概念不断得到丰富和完善，有些传统药材的道地产区随着社会的发展也发生变迁，如黄芪汉末《名医别录》记载产四川，宋代《证类本草》记载产甘肃，唐代《新修本草》记载产宁夏和陕西。宋代《证类本草》记载"黄首本出绵土（今山西沁源西北）为良"，清代《植物名实图考》记载"山西、蒙古产者佳"，按照《全国道地药材生产基地建设规划（2018—2025年）》黄芪为华北道地药材产区，主要集中在内蒙古中部、天津、河北、山西等地。另外东北地区清朝多为少数民族聚居区，遗留下来中药材开发和使用的相关书籍寥寥无几，民国"闯关东"以后形成了具有地域特色的"关药"，关防风、关苍术等道地药材，其道地历史不足百年。总的来说，道地药材的发展过程是"去粗取精，去伪存真"的过程。

第三节　民族药材

我国是一个由56个民族组成的多民族国家，55个少数民族人口占全国总人口的8.4%，每一个少数民族都有着自己独特的民俗，也有着自己本民族特殊的用药习俗，23个具有文字的民族已经形成了民族药基本理论体系，如藏药、蒙药、傣药和维药是中国传统的四大民族药，32个少数民族因只有语言没有文字，其防病治病及用药经验仅靠言传身教，很多宝贵的医药经验在代代相传中遗失，如我国的少数民族莫力达瓦达斡尔族、鄂温克族和鄂伦春族，这3个民族传统用药中约有90%以上的民族药都已经失传，经挖掘整理出的不足10%。中华人民共和国成立以来，由于党和政府的关怀、重视，民族药的发掘、整理、研究工作取得了显著的成果，出版了一批全国和地区性民族药专著。据有关资料报道，目前我国民族药已达3 700多种。2005年出版《中国民族药志》对我国少数民族药进行整理。《中华本草　蒙药卷》详细阐述蒙医药的基本理论及879种具体蒙药用法。

第四节　蒙药材

蒙药材是中华民族传统民族药的重要一部分，自古以来蒙古族人长期生活在北方寒冷高原，喜欢骑马的游牧生活，饮食以牛奶和肉食为主，千百年来不断与寒冷、疾病抗争，在漫长的防病治病过程中掌握了近千种药材，

《中华本草　蒙药卷》中共收载了蒙药879种，由许多著名的蒙医总结形成了独特的蒙医药体系。有关古籍有《饮膳正要》《甘露滴珠》《蒙药学》《蒙药正典》等。呼伦贝尔境内常用的蒙药材有30余种，如小白蒿、蓝盆花、线叶菊、诃子、瑞香狼毒等，这些药材对治疗当地克山病等多种疾病有显著功效，蒙药材具有巨大的发展潜力，是值得挖掘的宝贵财富。

第三章 中药材的特殊性及种植现状

第一节 中药材的特殊性

中药材是一类特殊商品，与小麦、玉米等传统农产品相比较具有本质上的区别，药材的特殊性主要表现在以下几方面。

一、消费人群不同

粮、油、棉等农产品是人们生活的必需品，消费量大，中药材仅用于病人或亚健康的一类特殊人群，消费群体较窄，消费量极少。

二、用途不同

农产品用于保障人们穿衣饮食，以达到吃饱饭，不挨饿、不受冻为目的。中药材为特殊人群即病人或亚健康人使用的用于防病治病，保障人们身体健康为目的的特殊品。

三、构成产品的植物器官不同

农产品以收获植物种子、果实等器官经过初加工而成为产品使用；中药材以收获有效成分分布集中的植物部位，如藏红花的花、苍术的根、黄柏的树皮等经过初加工而成为中药原料备用。

四、质量评价标准不同

农产品一般以碳水化合物、蛋白质或维生素、植物纤维等营养成分作为其应用价值，高产量能带来高经济效益。中药材则是以含有生物碱、有机酸、多糖等生物活性或有效成分的多少和有效成分合理比例来实现其使用价值的，其有效成分含量高低及其最佳的组配作为质量的衡量标准，有效成分含量必须符合《中华人民共和国药典》的规定，具有强制性，如果有效成分含量不符合《中华人民共和国药典》的规定，产量再高也没有任何商品价值，产生不了效益。

五、销售市场不同

农产品销售市场比较广泛，全国各地大小粮店、超市、批发市场均可以销售。中药材销售市场比较单一，主要是全国中医院、制药企业或药材批发市场。目前，国家批准的药材专业市场主要有河北安国、安徽亳州、河南禹州、江西樟树、四川成都荷花池等17个。

六、环境要求不同

农产品是农作物在最适宜其生长的环境条件下碳水化合物、蛋白质等合成较快，种子或果实成熟度好，植物产量高，籽粒饱满、高产量是能够形成优质农产品的。中药材有效成分主要来源于植物的次生代谢，环境对药材次生代谢物的产生起到重要作用，经试验研究结果表明，干旱、寒冷、机械压力、营养缺乏等逆境有利于次生代谢即生物活性成分的产生，利于高质量的药材产生，如果在最有利于植物生长的条件下即植物在适宜环境条件下生长植物体中次生代谢产生极少或不产生生物活性成分，这种环境下生产出的植物不具有药效成分，就不能作为药材来使用。

七、初加工不同

农作物收获后一般是在阳光下暴晒，水分达到要求后，直接脱粒就可以入库仓储。中药材收获后一般多阴干，有些含挥发油较高的药材在阳光暴晒

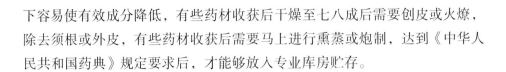

下容易使有效成分降低，有些药材收获后干燥至七八成后需要刳皮或火燎，除去须根或外皮，有些药材收获后需要马上进行熏蒸或炮制，达到《中华人民共和国药典》规定要求后，才能够放入专业库房贮存。

第二节　种植现状及原则

我国药材种植已经有几千年的历史，种植的品种主要有胡麻、桑、葛、蒿、红花等20余个品种，种植的地域及规模有限，中医所用中药材以野生为主，种植为辅。民国以前我国历代的人口数量为0.5亿～1亿人，采集野生药材资源，基本可以满足人们对中药材的需求。目前我国人口数量已经超过14亿，对药材的需求量是以前的十几倍，况且药材一般为多年生植物，3年以上才能长成药材，往往1年就挖完，同时破坏周边植物生长，每年无序的挖掘，导致了野生药材数量急剧减少，资源及其生长环境不断被破坏，现有的野生药材资源已远远不能满足人们的需求，供需矛盾不断加剧，造成药材市场的稀缺，价格上涨，众多的药材经营商应运而生，种植药材逐渐成为商品的主要来源。

呼伦贝尔市自20世纪80年代开始，逐步对野生濒危蒙药材进行人工驯化种植研究，建立野生药用植物种质资源圃，开展中蒙药材种植技术研究，种植面积不断扩大。20世纪50年代开始，对野生苍术、赤芍、黄芪等中药材进行人工驯化，从吉林省、内蒙古赤峰市等地引种水飞蓟、赤芍、关防风、桔梗等，种植面积稳定在15万亩左右，品种以水飞蓟为主。基于药材是一类特殊产品，药材有效成分的形成受地域环境、种植技术及加工贮存影响较大，科学合理的种植模式和相关体系正处于探索和研究中，结合呼伦贝尔市药材种植起步较晚的实际，建议在呼伦贝尔市人工种植中蒙药材的基本原则如下。

一是坚持资源保护，可持续发展。实行保护性开发和合理利用中蒙药材资源。加强对濒危和紧缺蒙药材资源的保护，如草苁蓉、手掌参、盘龙参可以根据其生长环境的特殊性划定自然保护区。加快防风、升麻等野生药材的人工驯化研究，大力发展苍术、赤芍、小白蒿、悬钩木等市场认可、疗效稳定的中蒙药材的种植规模，保护苍术、高山乌头等中蒙药材野生资源及生态环境，形成蒙中药资源可持续开发利用的良性发展格局。

二是坚持特色道地特性、优化布局。依据呼伦贝尔各旗（市、区）的气候特点、立地条件等区域特点及野生药材资源状况，结合各旗（市、区）传统优势药材品种确定地区特色品种。建设特色蒙药材、道地药材研究及生产基地，充分发挥蒙药材、道地药材的优质特性。规范蒙药材、道地药材生产基地管理，推行蒙药材、道地药材良种繁育、标准化种植、科学加工，严格投入品使用，建立可追溯体系，形成布局合理、特色鲜明、供给有力的蒙药材、道地药材生产格局。

三是坚持质量优先，安全发展。以保障中蒙药材质量安全为目标，规范中蒙药材种植、采收、产地加工及初加工技术，提高中蒙药材质量控制水平，建立和完善中蒙药材全产业链的技术标准和生产规范，完善监管体系，建设中蒙药材流通追溯体系，保障质量安全。

四是坚持市场主导，特色发展。加强政府的监督管理和政策引导，坚持以市场为导向，充分发挥市场的资源配置作用，突出企业的市场主体地位，加强品牌建设，培育一批具有核心竞争力的特色中蒙药材名品，构建上下游一体独具特色的现代中蒙药材产业体系。

第四章　品种选育与良种繁育

第一节　品种选育

品种选育就是育种者利用中蒙药材种质资源，通过科学方法，培育筛选具有符合需要特征特性品种的过程，是中蒙药材新品种的主要来源。一般是根据育种目标，从现有中蒙药材品种群体中选择优良个体，进行优中选优。

一、品种

品种是指经过人工选育或者发现并经过改良，形态特征和生物学特性一致，遗传性状相对稳定的植物群体。中蒙药材品种是在一定的生态条件和经济条件下，根据人类的需要选择培育出来的某种中蒙药材的一定群体。该群体具有遗传特异性、一致性和稳定性。

二、品种选育流程

进行品种选育时，首先要确定育种目标，例如药效成分含量高、高产、优质、抗病、适应机械化耕作等，然后根据育种目标从现有的栽培群体中选择出优良的变异个体，经过人工选择、培育，进行优中选优，最后形成一个新品种。一般利用本地区推广的优良品种中出现的有利自然变异，从中进行选育，往往能快速育成符合生产发展需要的新品种。

三、品种审定与登记

中蒙药材品种审定与登记程序，按照《中华人民共和国种子法》的相关规定执行。

四、原原种、原种、良种

种子是指中蒙药材作物的种植材料或者繁殖材料，包括籽粒、果实、根、茎、苗、芽、叶、花等。种子分为原原种、原种和良种。

（一）原原种

原原种是育种者培育成的最初一批种子，是用于进一步繁殖原种的种子。

（二）原种

原种是由原原种种子繁殖的第一代至第三代种子，或按照原种生产技术规程生产的达到原种质量标准的种子，用于进一步繁殖良种种子。

（三）良种

良种是用常规种繁殖的第一代至第三代种子，以及达到良种质量标准的一代杂交种子。良种直接用于大田生产。

第二节　良种繁育

良种繁育是将选育的优良品种进行扩大繁殖，并在生产中推广应用的过程，良种繁育工作可以由育种者、种子生产单位或种子企业来完成。进行良种繁育时，既要能够快速、大量地繁殖新选育出的优良品种子，同时也要根据生产需要，快速繁殖现有推广良种的种子。

一、种子田的要求

本节主要介绍大田用种种子生产田，包括常规种的大田用种种子生产田和一代杂种种子生产田。

无论是常规种的大田用种种子生产田，还是一代杂种种子生产田，都应该具有种子生产所适宜的栽培条件，包括适宜的气候条件和土壤条件，例如，有效积温、无霜期、降雨、茬口、土壤肥力、地势、无检疫性病虫害等。

二、种子生产经营许可

生产经营中蒙药材种子的单位和个人，需要申请种子生产经营许可的，按照《中华人民共和国种子法》和《林木种子生产经营许可证管理办法》中的相关规定执行。

三、种子质量

种子质量是个综合性指标，包括净度、千粒重、适播性、外观、水分、发芽率、发芽势、活力等。本书重点介绍种子发芽率、种子发芽势、种子净度和千粒重等质量指标。

（一）种子发芽率

发芽率是指在适宜条件下，发芽的种子数占测试种子总数的百分比。在中蒙药材生产中，种子发芽率是计算播种量的必要条件之一。种子发芽率的计算公式如下：

种子发芽率（%）=（发芽的种子数/测试种子总数）×100

（二）种子发芽势

发芽势是指在适宜条件下，种子在发芽过程中日发芽种子数达到最高峰时，发芽的种子数占测试种子总数的百分比。发芽势高，则说明种子发芽速度快、整齐度好、生活力强。在种子发芽率相同时，使用发芽势高的种子播种后田间出苗更加整齐一致，也更容易获得高产、优质的中蒙药材产品。

（三）种子净度

净度是指在一定量的种子中，纯净种子的质量占测试种子总质量（包含杂质）的百分比。种子净度越高，其含杂率越低，种子清洁度越好。种子净度也是中蒙药材生产中计算播种量的必要条件之一。种子净度的计算公式如下：

种子净度（%）=（纯净种子质量/供检种子质量）×100

（四）种子千粒重

种子千粒重通常用"克"来表示，是一个衡量种子饱满程度的种子质量指标。相同品种的药材种子，千粒重大的，说明其种子饱满充实，往往能长出壮实的苗子。种子千粒重是衡量种子品质的重要指标之一，也是计算田间播种量的依据之一。

上述种子质量指标，在已经发布的种子质量国家、行业及地方标准中有规定的，在生产中按规定执行。例如，已经发布的国家标准《人参种子》（GB 6941—1986）、《人参种苗》（GB 6942—1986），内蒙古地方标准《北柴胡种子质量分级》（DB15/T 1296—2017）、《桔梗种子质量分级》（DB15/T 1297—2017）、《蒙古黄芪种子质量分级》（DB15/T 1298—2017）、《乌拉尔甘草种子质量分级》（DB15/T 1300—2017）、《赤芍种子质量分级》（DB15/T 1655—2019）、《北沙参种子质量分级》（DB15/T 1656—2019）、《蒙古黄芪种苗质量分级》（DB15/T 1657—2019）等，则按照上述发布的标准执行。对于其他还未发布中蒙药材种子（种苗）质量国家、行业及地方标准的，在购买使用中蒙药材种子（种苗）时，要注意种子纯度、净度、发芽率和水分等质量指标是否符合其备案的企业标准规定或企业承诺的质量指标。今后有新的中蒙药材种子质量标准发布，则按照新标准执行。

第五章　规范化种植

第一节　育苗移栽

中蒙药材种植可以采用大田直播或者育苗移栽。生产中可根据中蒙药材具体品种的自身特性采取相应的种植方式。育苗移栽可以集约利用土地，节省种子，有利于培育壮苗，提高成活率，延长生育期，提早成熟，达到优质高产等目的。尤其是种子细小、苗期较长的，以及繁殖材料珍贵的中蒙药材品种，适宜采用育苗移栽。大田直播更便于机械化作业，对根系影响小，很多草本中蒙药材都适合进行大田直播。

根据繁殖材料的不同，育苗移栽又分为有性繁殖（种子繁殖）和无性繁殖（扦插、组培、嫁接等）。

一、有性繁殖

有性繁殖就是种子繁殖，是由雌雄配子结合，经过受精过程最后形成种子繁衍后代的过程。种子繁殖简便经济、繁殖系数大，是草本中蒙药材栽培中应用最广泛的一种繁殖方法。

中蒙药材种子在适宜的条件才能够进行萌发，例如水分、温度和氧气条件以及打破休眠等。对带有病菌和虫卵的种子，则需要消毒，以预防通过种子传播的病害和虫害。因此在播种前需要对种子进行处理，以达到苗齐、苗壮的目的。种子处理包括精选、消毒、促进萌发等。

（一）种子精选

种子精选的方法有风选、筛选等。这样既可以提高种子的纯度，同时又能按种子的大小进行分级，以便于分级播种。

（二）种子消毒

种子消毒主要是对没有包衣的种子进行药剂消毒处理或热水烫种等。

药剂消毒包括药剂拌种和药剂浸种。药粉拌种时，一般取种子质量0.3%的杀虫剂和杀菌剂，使药剂与种子充分拌匀即可。进行药剂浸种时，先把种子在清水中浸泡5～6小时（不同的中蒙药材种子会有差别），然后浸入事先配好的药液中，药液浓度和药液消毒时长视具体选择的药剂而定，例如用40%福尔马林（甲醛）水溶液100倍液，浸种时间为15～20分钟。药剂浸种完捞出后，立即用清水冲洗种子，随后可播种或催芽。采用药剂浸种时必须严格掌握药液浓度和浸种时间，以防药害。在进行药剂消毒时，操作人员要注意做好个人防护。

普通中蒙药材种子可以采用50～55℃的温汤浸种，而对于种壳又厚又硬的种子（如黄芪、甘草等）可用70～75℃的热水烫种。具体操作是先用冷水浸种，再用80～90℃的热水边倒边搅拌，使水温达到70～75℃后并保持1～2分钟，然后加冷水逐渐降温至20～30℃，再继续浸种。

（三）促进种子萌发

包括浸种催芽、机械碾磨、化学处理、生长调节剂处理以及层积处理等。

普通中蒙药材种子浸种催芽就是将种子放在冷水、温水或冷水—热水变温交替浸泡一定时间，使其种皮吸水软化，来促进种子萌发。浸种时长因不同的中蒙药材品种而有所差异。

对于种皮厚硬或外表有蜡质的中蒙药材种子，在浸种催芽前需要先进行机械碾磨使种皮变薄，增加通透性，或者进行化学处理（如浓硫酸处理）使种皮变薄和去除蜡质，然后再浸种催芽。进行机械碾磨时，碾米机的类型要与药材种粒大小以及种子的干燥程度等相匹配，注意掌握好碾磨火候，合理控制碾磨种子的强度和次数，避免损坏种子造成损失。

对于休眠的中蒙药材种子，先进行层积处理打破种子休眠。值得注意的是，层积催芽处理时间因品种不同而差异较大，因此要掌握好所处理品种的种子休眠特性，恰当把握层积催芽时间，以便与生产上需要的时间相吻合。

用赤霉素、吲哚乙酸、α-萘乙酸、ABT生根粉等生长调节剂处理，也能够显著提高种子发芽势和发芽率，促进生长，提高产量。

（四）育苗

育苗通常在育苗圃中进行，有露地育苗和设施育苗两种方式，但是无论采用哪种育苗形式，都要求育苗床土壤疏松肥沃、排灌方便，土壤肥力、pH值、茬口等满足所育中蒙药材苗期生长发育的需要，而且育苗地块以就近、便利为原则，方便生产资料和种苗运输。

1. 露地育苗

苗床在露地，没有任何保温措施，育苗成本较设施育苗低，是大量培育种苗的一种方法。像苍术、芍药、悬钩木等药材都可采用露地育苗。露地育成的药材苗对大田环境适应好，移栽时比较易成活。

2. 设施育苗

育苗床在设施内，常用的设施有温室、塑料大棚、塑料小拱棚、冷床等。在设施内还可以使用营养钵、育苗盘等容器进行育苗，这种护根育苗方式育出的苗子移栽时更易成活。设施育苗有利于延长生育期，成苗快，容易培育壮苗，但是在大田移栽前要注意加强秧苗锻炼以适应露地环境。设施育苗成本较高，尤其是采用营养钵、育苗盘等容器育出的苗，其成本更高一点。

二、无性繁殖（分离、扦插、组培）

中蒙药材的无性繁殖也可以叫做营养繁殖，是不经过雌雄配子结合受精过程的方式繁殖后代的过程。往往是由植物营养器官（根、茎、叶等）的一部分（或组织、细胞）培育出新个体。相对于有性繁殖（种子繁殖），营养繁殖生产周期更短一些，例如，赤芍用种子繁殖需要2~3年才能移栽，而用芽头繁殖则当年就能移栽。常用的营养繁殖方法有分离、扦插、组培、压条、嫁接等。

（一）分离繁殖

分离繁殖有分株繁殖、变态器官繁殖等类型。分株繁殖是利用药材根上的不定芽、茎或地下茎上的芽发出新梢，连带其地下部分生出的根共同切离，变成一个新的独立个体。容易生根蘖或茎蘖的植物可用该法繁殖，如赤芍、小白蒿、苍术、悬钩子木等。

分株繁殖一般在春、秋两季进行。在发芽前或落叶后进行，具体时间因呼伦贝尔市岭东、岭西气候差异和品种差异而有所不同。

进行分离繁殖时要注意分割的苗株要有较完整的根系，球茎、鳞茎、块茎、根茎应饱满，无病虫害。栽种时，芽头要朝上，尽量使根系舒展，覆土深浅适度。

（二）扦插繁殖

扦插繁殖是利用植物的分生或再生能力，从母体取下一部分（如根、茎、叶等）插入基质中，在适当条件下形成新的个体。扦插繁殖简便经济，木本药用植物在生产上应用相对多些。

不同种类的植物特性各异，其扦插时期有所不同，另外扦插方法、气候和设施条件不同，扦插时间也有所差异。扦插方法有硬枝扦插和绿枝扦插。硬枝扦插是用已木质化的一年或多年生枝条进行扦插。绿枝扦插是用尚末木质化或半木质化的新梢做插条，随采随插。

（三）组织培养

组织培养就是利用从植物体分离出来的器官、组织或细胞，如茎尖、根尖、形成层、胚乳、孢子等，接种在培养基上进行培养获得完整的植株。

利用组织培养技术，可以进行药用植物品种改良和高效快速繁殖，实现工厂化生产和自动化控制，甚至是天然药物的工业化生产，在拯救濒危药用植物方面具有重要意义，是一种先进的植物繁殖技术。

三、种苗分级

为了便于后期的田间管理，达到高产、优质、高效的目的，在中蒙药材生产中，要进行种苗分级。种苗分级包括两个方面的内容，一是在播种时按种子大小进行大小粒分级播种，以确保育出的苗整齐一致；二是在种苗育成后，出圃移栽时，将大小、强弱、高度等不同的种苗，按照分级标准进行分级出圃。出圃时，要尽量减少机械损伤，并将有病虫害的种苗淘汰。

四、移栽

大田移栽前，先按照定植要求进行整地，并结合整地施足底肥。当气温、地温稳定达到要求值时即可移栽，移栽时分级栽苗，尽量将大小、强弱、高度等一致的苗子定植在一起，让定植后的田间苗情整齐一致。

（一）草本药材种苗移栽方法

草本药材种苗移栽，首先是根据药材品种特性确定行距、株距和保苗数，然后按照确定好的行距、株距开沟或挖穴栽苗。栽苗深度以稍微超过原入土部分即可。覆土时尽量使根系舒展，然后压实。对于仅有地下茎或根部的幼苗，使其顶芽向上，然后将其全部覆盖。定植后应立即浇足水。

（二）藤本、木本药材种苗移栽方法

木本药材种苗移栽时，根据确定的行距、株距挖穴定植。挖好后，放入幼苗，使根系展开，先覆土至穴深的1/2，压实后轻轻向上提一提，然后浇透水，待水渗入后再覆土填满、压实，最后培土稍高出地面即可。

第二节　大田直播

相对于育苗移栽，大田直播操作简单，更便于机械化作业、省工省时、效率高，对根系影响小，产量高品相好，很多中蒙药材都适合进行大田直播。例如，桔梗、黄芪采用大田直播的产品分叉少、根条直、产量高，生产中大多采用直播。

一、土地的选择

选择种植中蒙药材土地时，一是要与国家法律法规、产业政策相适应。例如，要符合《国务院关于建立粮食生产功能区和重要农产品生产保护区的指导意见》（国发〔2017〕24号）、《国务院办公厅关于防止耕地"非粮化"稳定粮食生产的意见》（国办发〔2020〕44号）等要求。从事中蒙药材生产时选择一般耕地，避开国家粮食安全产业带。充分利用闲置地、荒地、荒山、荒坡，甚至是房前屋后，结合退耕还林实行林药间作，在保护好生态、符合监管部门要求的前提下"上山进林"。二是要考虑种植的中蒙药材品种特性与所选地块的土壤理化性质、地力和茬口等相适应。一般来说，大多数中蒙药材特别是根及根茎类的中蒙药材适于种植在排水良好、土质疏松、土层较厚的壤土或沙壤土地块上。如黄芪、桔梗、赤芍、白鲜、防风、返魂草、金莲花、柴胡、益母草、紫苏、板蓝根、苍术、黄芩、黄精、玉竹、五味子、蒲公英、漏芦、蓝盆花、小秦艽、乌头、悬钩木、珍珠梅、瘤毛獐牙菜、照山白、花锚、龙胆、升麻、白头翁等。此外，沙土可以种植一些耐贫瘠、耐轻度盐碱的中蒙药材，如甘草、草红花、百里香、多叶棘豆、小白蒿、蓝刺头等。

二、播种量的确定

确定播种量时，主要是根据密度（每亩苗株数）、种子千粒重、种子发芽率、种子净度等来计算。播种量计算公式如下：

播种量（克/亩）=每亩需要苗株数×种子千粒重（克）÷种子发芽率（%）÷种子净度（%）÷1 000

上述公式计算得出的是理论数值。在生产中，由于播种方法、播种质量、气候条件等因素影响，实际的田间出苗数比理论值低。即使能发芽的种子也不一定全部能出苗，出苗的也可能会因为偶然因素损失掉。因此在实际播种时，播种量比理论数值高20%～30%。

三、播种时期

大多数中蒙药材播种时期为春播或秋播，具体要根据当地的气候条件、药材种子的发芽习性等，来确定具体播种时间。大兴安岭呈偏西北东南方向从呼伦贝尔市中部穿过，岭东农区、岭西牧区和中部山地林区的气候差异较大，无霜期从80多天到130多天，有效积温1 900～2 540℃。因此，播种中蒙药材时要综合参考农区、牧区和林区的常年气候资料、药材种子发芽习性以及当地天气预报情况，进行适时播种。有经验的种植户对物候期等注意观察积累，对当地的晚霜、早霜以及积温等比较熟悉，再结合天气预报情况，比较容易确定播种时间。

四、播种方法

为了确保出苗整齐度，播种前要按种子大小进行大小粒分级，然后分级播种。播种方法有条播、点播和撒播。大田直播以条播、点播为主。其中点播往往用于大粒种子播种。

五、播种深度

播种深度要依据中蒙药材种类和种子大小来确定。一般大粒种子播种深些，小粒种子播种浅些，原则上掌握种子覆土厚度是种子大小的2～3倍，对于相对干燥、疏松的土壤播种时覆土要厚些。另外，种子发芽出苗时子叶出土的覆土浅些，子叶不出土的覆土厚些。

六、整地

大田直播前，先按照播种要求进行整地，根据土壤实际情况采取深翻、深松、旋耕、耙地、做畦、起垄、镇压等整地措施，并结合整地施足底肥。通过整地使土壤中的水、肥、气、热等条件满足药材种子播种、发芽和出苗的需要。

整地要精细，做到土地平整、疏松、无大土块，为苗齐、苗壮，方便中耕、排灌等田间管理创造条件。

第三节 单作、间作与套作

一、单作

单作是在一个完整的生育期内，相同地块上只种植一种药用植物的种植方式。单作种植便于田间管理，方便机械化作业，尤其在防除田间杂草时容易操作，可以避免农药在不同药用植物间漂移。在呼伦贝尔市中蒙药材大多采取单作。

二、间作

间作是指在同一生长期内，相同地块上分行或分带相间种植两种以上药用植物的种植方式。在呼伦贝尔地区可以采取果药间作和林药间作两种种植方式。

（一）果药间作

在呼伦贝尔市，果树种植主要在岭东地区，可以在果园幼龄果树行间间种红花、菘蓝、防风、苍术等。

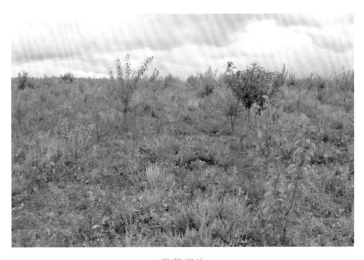

果药间作

（二）林药间作

为了保护生态环境，呼伦贝尔市实施了天然林保护工程和退耕还林、还草。可以结合天然林保护和退耕还林，在人工幼树林间种龙胆、桔梗、柴胡、防风、苍术、蓝盆花、瘤毛獐牙菜、花锚、黄芩、玉竹、金莲花、黄精和白头翁等。

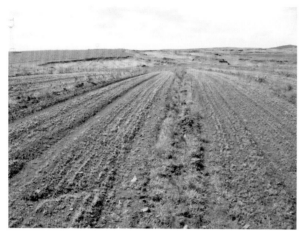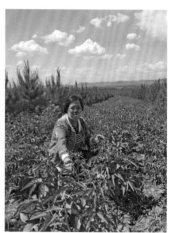

林药间作

三、套作

套作是在前季植物生长后期的株行间种植后季植物的种植方式。呼伦贝尔市气候寒冷、生长期短，目前很少采用套种，今后要进一步研究探索。

第四节　连作与轮作

一、连作

连作是在相同地块上连年种植相同药材的种植方式。连作会造成病虫草害尤其是土传病害加重，微量元素的供给不足，导致药材植株生长不良，产量降低，品质下降。所以，在中蒙药材生产中尽量避免连作。少部分药用植物如板蓝根等耐短期连作，连作2～3年内受害较轻。另外，随着新技术推广应用可以适度减轻连作障碍。

二、轮作

轮作是在相同地块上轮换种植不同药材的栽培方式。轮作可以减轻药用植物病虫草害、合理利用茬口、调节土壤肥力、提高产量和品质。呼伦贝尔地区农作物是一年一熟，所以轮作是在年间进行的单一作物的轮作。例如水飞蓟—油菜—小麦三年轮作，小麦—苍术两年轮作。

第五节　种植品种的选择

在选择种植品种时，首先是选择道地中蒙药材品种。道地中药材是经过中医临床长期应用优选出来的，产在特定地域，与其他地区所产同种中药材相比，品质和疗效更好，且质量稳定，具有较高知名度的中药材。然后是立足当地气候条件，选择适应性强、产量高、抗病性好、适应机械化作业的优良品种。呼伦贝尔市属于东北道地药材产区，境内道地中蒙药材如下。

道地中药材：苍术、黄芪、黄芩、防风、赤芍、金莲花、返魂草、升麻、白鲜皮、柴胡、益母草、蒲公英、五味子、地榆、黄精和玉竹等。

道地蒙药材：漏芦花、悬钩木、小白蒿、肋柱花、小秦艽、多叶棘豆、蓝盆花、蓝刺头、旋覆花、扁蕾、北乌头、达乌里芯芭、大叶龙胆、梅花草、花锚、瘤毛獐芽菜和昭山白等。

呼伦贝尔岭东农区（扎兰屯市、阿荣旗、莫力达瓦达斡尔族自治旗及鄂伦春自治旗东部）推广种植苍术、赤芍、黄芪、白鲜皮、黄芩、桔梗、黄精、玉竹等；呼伦贝尔林区（额尔古纳市、牙克石市、根河市及鄂伦春自治旗西部）推广种植返魂草、金莲花、黄芪、白鲜皮、悬钩木、北乌头、漏芦、黄精、玉竹等；呼伦贝尔岭西牧区（陈巴尔虎旗、鄂温克族自治旗、海拉尔区、新巴尔虎左旗及新巴尔虎右旗）推广种植防风、赤芍、小白蒿、多叶棘豆等。

第六节　田间管理

一、间苗、定苗

播种出苗后需要及时间苗，通过间苗随手拔去过密的幼苗，同时除去瘦弱苗和病虫苗，留下健壮苗。间苗宜尽早进行，以便使幼苗通风良好，有足够的光照和营养面积。大田直播间苗一般进行2次，第二次间苗也称为定苗。定苗时，随时把缺苗断垄的地方进行补苗。补苗可以选择在阴天或晴天的傍晚进行，边补苗边浇足定植水，以确保小苗成活。

对于繁殖材料较贵药用植物，不进行间苗，而是把秧苗全部利用上。

二、中耕培土与除草

中耕是在中蒙药材出齐苗以后至封垄前进行，具体中耕时间因中蒙药材种类、田间土壤或杂草状况而有所不同。一般中耕3～4次，对于封垄晚的中蒙药材，或者杂草多的地块，则需增加中耕次数。中耕的深度也会因中蒙药材种类和行距等而定。原则上在中蒙药材苗期根系较浅时，则浅耕，像赤芍、黄芪等主根长、入土深，则适当深耕。对于块茎、块根和高秆类中蒙药材，在中耕时结合中耕培土，并逐步培高成垄，培土从第二次中耕开始，在封垄前结束。但是最后一次中耕培土不能太晚，如果到了接近封垄时才进行，就会伤根。

中耕有疏松表土，增加土壤透气性的作用，又能提高土温，铲除或压埋杂草，减少病虫为害，促进土壤养分释放和根系生长。

结合中耕除草应选择在晴天土壤湿度不大时进行，在中蒙药材接近封垄时则以人工除草为主。此外，还可以采用化学除草剂进行除草。采用化学除草可以节省劳力，提高生产效率。但是要严格控制农药残留量，要保证药材产品符合国家、行业和地方标准以及药用植物种植和采集质量管理规范（GACP）。

三、浇水与施肥

（一）浇水

有浇水条件的地块，干旱时可以进行人工浇水，遇到雨涝时，包括没有浇水条件的地块都要注意及时排水。

中蒙药材种类不同，对水分的需求也各异。耐旱的药材如甘草、黄芪等一般不需要浇水，而喜湿的中蒙药材如返魂草、五味子等则需求水分较多，要保持土壤湿润。另外，中蒙药材的不同生育时期对水分的需求不同。苗期抗旱能力弱，要少浇多次。封行以后植株进入旺盛生长，需水量多，而这时也正是高温季节，蒸发量大，要浇足水。接近成熟期应停止浇水，浇水要尽量避开中午高温炎热时段。有条件的地块最好是采用喷灌和滴灌等。

（二）合理施肥

根据中蒙药材养分需求规律、土壤供肥能力及入药部位等，进行合理施肥。例如，入药部位为果实籽粒时，要适当多施一些磷肥；入药部位为根茎类的，则适当多施一些钾肥；入药部位为全草或叶类的，则适当多施一些氮肥。建议采用测土配方施肥，同时要配合浇水、耕作、合理密植等栽培技术措施。

四、植株调整

有些中蒙药材需要进行植株调整，如部分草本中蒙药材不打算采收种子的需要在现蕾期进行摘蕾等处理，藤本中蒙药材需要引藤上架，木本中蒙药材需要整枝修剪等。总的目标都是促进药用部位生长发育，提高产量和品质。在呼伦贝尔地区主要是藤本的五味子需要进行搭架引藤、整枝修剪，具体操作详见各论部分五味子。

五、病虫害防治

种植中蒙药材要求产量和药材品质并重，有效成分的含量必须符合《中华人民共和国药典》的规定。因此，在进行病虫害防治时，原则是预防为主、综合防治。就是综合运用农业、物理、生物、化学等方法进行合理防治。采取的防治措施既要安全有效，也要考虑方便操作，能够达到提高经济效益的目的。

（一）病害防治

在中蒙药材生产中，有时会发生变色、斑点、腐烂、萎蔫、畸形等症状，是因为发生了病害，这些病害分为生理性病害和传染性病害。

生理性病害不具有传染性，主要是由于温度、湿度、水分、光照、肥料、农药等环境条件不适或田间管理不当等引起的。平时多注意田间观察，及时发现生理性病害，找出病因积极防治。例如种植苍术时浇水过多或雨水太大，而且田间排水不畅、土壤透气性差，引起苍术烂根。解决的对策就是选择沙壤土的坡地种植，控制浇水，雨后及时排水，加强中耕；呼伦贝尔地区陈巴尔虎旗、额尔古纳市及牙克石市等地在赤芍种植时所用母根多来源扎兰屯市柴河镇的野生赤芍母根（芽头），导致春季因低温伤害造成叶片萎缩卷曲，影响植株生长。

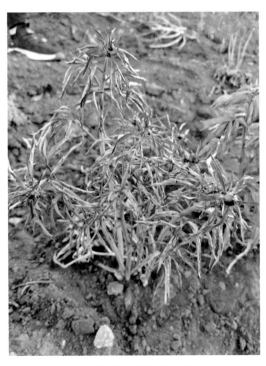

低温伤害引起叶片卷曲

传染性病害是由侵染性病原生物引起的，会借助风力、雨水、昆虫等进行传播，具有传染性，甚至是传播速度很快。目前已知的中蒙药材病原生物有真菌、细菌、病毒、类菌原体等。这些病原生物引起的病害症状既有所不同，又有相似之处。真菌病害的症状多为斑点、枯萎、坏死、腐烂、畸形及瘤肿等；细菌性病害的症状多为腐烂、斑点、枯焦、萎蔫等症状；病毒性病害的症状多为花叶、黄化、卷叶、缩顶、丛枝矮化和畸形；类菌原体病害的症状多为全株性，包括丛枝、花色变绿、植株变色和畸形等。对于难以识别的传染性病害，需要求助专业技术人员，甚至是请专门的科研机构做病理培养，进行精准识别、精准防治。

防治传染性病害的主要措施包括使用抗病品种，使用包衣种子或种子消毒，加强田间管理，创造有利于中蒙药材生长不利于病原体繁殖和传播的环境条件，切断传播途径，采用药剂防治等。

（二）虫害防治

在中蒙药材生产中，虫害主要有昆虫、螨类等。优先采取农业防治、生物、物理防治等防治方法，必要时采取化学防治。

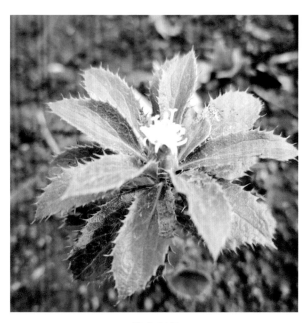

苍术虫害

（1）农业防治，主要是通过土壤耕作、清洁田园等减少害虫来源和害虫宿主。

（2）生物、物理防治，主要有以虫治虫，利用天敌昆虫防治害虫；微生物治虫，利用细菌、真菌、病毒等昆虫病原微生物防治害虫；性诱剂治虫，利用性诱剂诱捕防治害虫；利用诱蛾灯、黑光灯等诱杀防治害虫。

（3）化学防治，使用化学农药防治害虫的方法。但是，不能使用国家禁止在药用植物生产上使用的农药。使用化学农药要确保人、畜和环境安全，要对症下药、按需施药、交替用药。

第七节　采收与加工

《中药材生产质量管理规范》（简称GAP）中，对药用植物入药部位的采收时间及方法等给出了规范要求。《中华人民共和国中医药法》第二十一条规定，国家制定中药材种植、采集、贮存和初加工的技术规范、标准，加强对中药材生产流通全过程的质量监督管理，保障中药材质量安全；第二十四条规定，采集、贮存中药材以及对中药材进行初加工，应当符合国家有关技术规范、标准和管理规定。因此，在采收加工中蒙药材时要按照国家、行业和地方的有关技术规范、标准和管理规定进行操作。

事实上，药用植物生长发育到一定时期，不同的药用部位，在适宜的时间内采收，才能保证药材品质。民间俗语有"三月茵陈四月蒿，五月六月当柴烧"之说，讲的就是这个道理。但是，不同的药用植物种类，或不同产地的相同药用植物，其采收时间与加工方法也存在较大差异。因此黄河中下游的"三月茵陈四月蒿"，在呼伦贝尔地区可能就变成"五月茵陈六月蒿"了。

一、采收

（一）采收时期

根据中蒙药材的生长发育特点，在其药效成分高峰期采收。

根和根茎类药材，一般在植株停止生长后或者进入枯萎期采收，也可以在春季返青前采收。

（1）叶类药材在植物开花前或者果实未完全成熟时采收，如艾叶、紫苏叶、菘蓝叶（大青叶）等。

（2）花类药材进入开花期采收，如红花、蓝盆花、金莲花等。

（3）全草类药材宜在茎叶生长旺盛期的初花期采收，如返魂草、益母草、多叶棘豆等。

（4）果实种子类药材宜在果实成熟采收，如五味子、枸杞子等。

（二）采收方法

根及根茎类药材，采用人工或机械挖取均可。全草、花、果实种子类药材，而且成熟基本一致的采用收割法采收。成熟不一致果实、种子和花类药材则用分批采摘法采收。

二、加工

为了保证药材的品质，便于包装、贮藏和运输，中蒙药材采收后，在产地随时进行初步处理与干燥。加工方法有清选、清洗、去皮、修整、干燥等。

三、包装与储运

包装材料应无污染、清洁、无破损，符合有关国家标准和药材质量要求。包装场地、设备和人员应达到相应卫生标准，按照标准操作规程操作，做好记录。包装上注明品名、规格、重量、产地、包装日期、生产单位等。包装可以采用袋装、箱装等。

包装后的药材，贮藏在干燥、凉爽、避光、通风良好的仓库内。在运输过程中，运输工具洁净卫生，无污染。运载工具应具较好的通气性，以保持干燥。在阴雨天，应严密防雨、防潮。

第八节　中药材GAP

中药材GAP是《中药材生产质量管理规范》（Good Agricultural Practice for Chinese Crude Drugs）的简称。于2002年4月17日正式发布，自2002年6月1日起实施。涉及从种植资源选择、种植地选择一直到中药材的播种、田间管理、采购、产地初加工、包装运输以及入库整个过程的规范化管理。

实施中药材GAP，对中蒙药材生产全过程进行质量控制，是保障中蒙医临床用药安全有效的重要措施，有利于中蒙医药健康发展。

第六章 中药材生态种植与仿野生种植

中医药具有"治未病"的主导作用和治疗重大疾病的协同作用，群众认知度高、需求量大。随着用药量的增加，野生道地药材供应日益短缺，过度采挖以及原生境退化等原因，致使部分野生道地药材资源枯竭。为了保障用药需求，人工种植药材逐步取代野生药材的步伐不断加快，种植面积与产量持续增长，并成为脱贫攻坚的支柱产业。但是，人工种植也出现了药材疗效下降及农药重金属残留超标等问题。因此，开展道地药材的生态种植与仿野生种植势在必行。

中药材生态种植发展历程较短。中药生态农业的概念在2015年被提出，2019年，"推行中药材生态种植"被写入《中共中央 国务院关于促进中医药传承创新发展的意见》。目前，中药材生态种植与仿野生种植还处于研究探索阶段，尚未形成成熟的模式与技术，本章在尽量将国内最新研究探索成果介绍给大家的同时，根据国家林业和草原局组织编制的《林草中药材生态种植通则》和《林草中药材仿野生栽培通则》中的原则和要求，结合呼伦贝尔气候特点、自然资源和生产条件编写而成。

第一节 生态种植

中药材的生态种植是从生态农业的视角发展中药材种植的模式，秉承"不向农田抢地、不与草虫为敌、不惧山高林密、不负山水常绿"的发展理念进行中药材种植。利用中药材在生态系统中的时空位置，在尽可能少的人为干扰条件下的生产方式，通过合理利用和保护自然资源，调整相应的农作制度和技术，从而克服人工栽培造成的质量下降、农药残留、重金属污染等问题，实现低投入、高品质、无污染的综合效益。

中药材的生态种植就是在生态学原理的指导下，以药材质量与药性形成规律研究为基础，将现代科技成果与传统农业精华相结合，调控种植系统关键环节的生态要素，实现优质、安全、高效的药材生产方式。《林草中药材生态种植通则》中指出，林草中药材生态种植是在保持生态系统稳定的基础上，遵循生态学和生态经济学原理，采用清洁化生产、绿色防控等措施种植药用植物，保证中药材的质量和安全，实现生态经济良性循环的中药材生态培育模式。

一、种植模式

呼伦贝尔地理地貌丰富，气候类型多样，拥有中温带大陆性草原气候、中温带季风性混交林气候、中温带季风性森林草原气候、寒温带季风性针叶林气候，野生中药材资源分布亦呈现出与地理环境、气候条件相适应的状态。生产中，涉及具体采用某种生态种植模式时，要充分考虑当地的地理环境与气候条件。

生态种植模式主要包括林下种植、林药间作、果药间作、草地混植、单一种植等。

目前，国内已经开展生态种植的中药材有三七、人参、西洋参、石斛、苍术、赤芍、甘草、黄精、黄连、天麻、黄芩、党参、黄芪、桔梗、千里香、肉苁蓉等70多种。

呼伦贝尔地区可以开展生态种植的中药材种类有苍术、赤芍、防风、白鲜、黄芪、升麻、五味子、黄芩、金莲花、返魂草、黄精、玉竹、白头翁、桔梗等。可以开展生态种植的蒙药材种类有蓝盆花、悬钩木、扁蕾、漏芦、北乌头、花锚、小秦艽等。

近几年，呼伦贝尔药农在中草药生态种植方面已经有了初步尝试，例如林下灵芝以及在退耕还林带进行的林药（赤芍等）间作等。

二、种植技术要点

种植技术主要包括选地整地、品种（种苗）选择、水肥管理、有害生物防控等。需要注意的是，相较普通中药材种植，中药材生态种植更加不能用种植粮油作物、瓜果蔬菜的方式进行，以免造成药材产品高产低质和生态环境破坏。

1. 选地整地

选地时坚持"不与农田抢地"原则，要符合国家相关耕地保护政策以及林地、草地等保护管理相关规定。事实上，很多自然生境里有药用植物分布的山区林地、荒坡草地等区域是中药生态种植的首选之地。可进行适度整地，应避免造成土壤污染和水土流失。

2. 品种（种苗）选择

选择种植品种时，要优先选择当地自然生境里有自然分布的道地药材品种。应从专业种子生产企业购买生产用良种（种苗），并控制单位面积上适宜的保苗数量。

3. 水肥管理

在播种、育苗移栽等环节及时浇水，其他生长时期以自然降雨为主，人工浇水为辅。以施用生物有机肥和生物液体肥为主，优先使用经国家批准的菌肥及中药材有机专用肥。

4. 有害生物防控

坚持预防为主的方针和"不与草虫为敌"的理念。充分利用生物多样性原理和生态系统自动平衡能力。选用自然调控防治、物理防治、生物防治等绿色防控技术。通过引入天敌、特异性伴生植物等，达到以菌治菌、以草治草、以虫治虫的目的。再辅以必要诱杀、隔离等人工措施，有效控制有害生物。

第二节　仿野生种植

中药材仿野生种植是一种"人种天养"、人工适度干预模式，让药材从耕地回到原生态，让药效回到千年以前。充分利用生态系统的整体、协调、循环和再生能力，在相类似的天然环境中或近乎野生的环境中，进行中药材种植。中药材植物在生长过程中不用除草剂、生长调节剂等化学投入品，对杂草的"容忍度"更高些，适度让杂草与中药材共生，调动中药材基因内潜藏的"野性"，激发药效成分积累。

仿野生种植本着"不惧山高林密、不负山水常绿"的理念，完全模拟药材野生生态环境，遵循自然法则和规律，还原药材在野生环境中的生长过程，再现药材植物与外界环境良好生态关系的中药材培育模式。

在品种选择上，一是要考虑道地、优势地产品种；二是要选择多年生品种。呼伦贝尔生态环境良好、生态类型多样，境内野生目标道地药用植物种类丰富、分布广泛。为道地药材仿野生种植提供了得天独厚的自然条件。岭西中温带大陆性草原气候区，宜选用白头翁、多叶棘豆、小白蒿、蓝刺头等；岭上和岭东中温带季风性混交林气候区、中温带季风性森林草原气候区、寒温带季风性针叶林气候区，宜选用黄芪、桔梗、赤芍、白鲜、防风、苍术、黄芩、黄精、玉竹、漏芦、蓝盆花、小秦艽、乌头、悬钩木、花锚、升麻、返魂草、金莲花等品种。

第二部分

各 论

　　《中华人民共和国药典》是国家保证药品质量和用药安全的法典，对药品的质量指标、检验方法等作出了强制性技术规定。《中华人民共和国药品管理法》（2019年修订）第二十八条规定，药品应当符合国家药品标准；国务院药品监督管理部门颁布的《中华人民共和国药典》为国家药品标准。因此，本书各论里中药材部分药材的性状、药材质量检测、性味与归经及功能与主治等内容充分尊重了《中华人民共和国药典》中的描述。各论里蒙药材部分的药材与原植物两块内容则充分尊重了《中华人民共和国药典》《中华本草蒙药卷》及《中国植物志》的描述。

第七章 中药材

第一节 苍 术

苍术为菊科植物茅苍术［*Atractylodes lancea*（Thunb.）DC.］或北苍术［*Atractylodes chinensis*（DC.）Koidz.］的干燥根茎。春、秋两季采挖，除去泥沙，晒干，撞去须根。

一、药材

（一）性状

茅苍术呈不规则连珠状或结节状圆柱形，略弯曲，偶有分枝，长3～10厘米，直径1～2厘米。表面灰棕色，有皱纹、横曲纹及残留须根，顶端具茎痕或残留茎基。质坚实，断面黄白色或灰白色，散有多数橙黄色或棕红色油室，暴露稍久，可析出白色细针状结晶。气香特异，味微甘、辛、苦。北苍术呈疙瘩块状或结节状圆柱形，长4～9厘米，直径1～4厘米。表

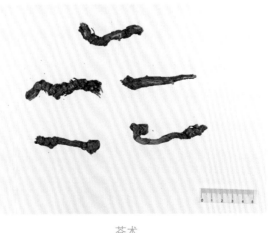

苍术

面黑棕色,除去外皮者黄棕色。质较疏松,断面散有黄棕色油室。香气较淡,味辛、苦。

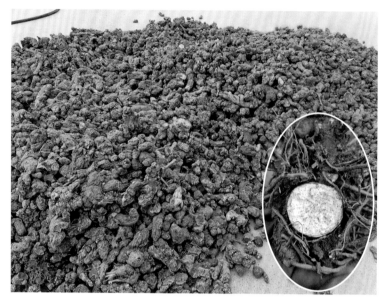

苍术

（二）药材质量检测

检查:水分不得过13.0%。

总灰分不得过7.0%。

苍术素不得少于0.3%。

（三）性味与归经

辛、苦,温。归脾、胃、肝经。

（四）功能与主治

燥湿健脾,祛风散寒,明目。用于湿阻中焦,脘腹胀满,泄泻,水肿,脚气痿躄,风湿痹痛,风寒感冒,夜盲,眼目昏涩。

二、原植物

（一）形态特征

多年生草本。根状茎平卧或斜升，生多数等粗等长或近等长的不定根。茎直立，单生或簇生，下部或中部以下常紫红色，不分枝或上部分枝，全部茎枝被稀疏的蛛丝状毛或无毛。全部叶质地硬，硬纸质，两面同色，绿色，无毛，边缘或裂片边缘有针刺状缘毛或三角形刺齿或重刺齿。中下部叶羽状深裂、半裂或不分裂；或全部茎叶不裂，中部茎叶倒卵形、长倒卵形、倒披针形或长倒披针形。头状花序单生茎枝顶端，但不形成明显的花序式排列，植株有多数或少数（2~5个）头状花序。瘦果倒卵圆状，被稠密的顺向贴伏的白色长直毛，有时变稀毛。

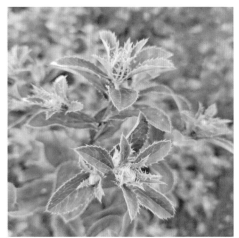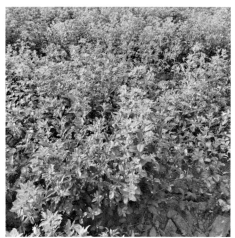

苍术

（二）生态环境及分布区域

野生苍术生长在干燥石粒山坡、草地、林缘、林下、灌丛及岩缝隙中，我国主要分布在黑龙江、辽宁、吉林、内蒙古、河北、山西、甘肃、陕西、河南、江苏、浙江、江西、安徽、四川、湖南、湖北等地。呼伦贝尔市重点分布在扎兰屯市、阿荣旗、鄂伦春自治旗、莫力达瓦达斡尔族自治旗等旗（市、区）。20世纪初扎兰屯市、阿荣旗、莫力达瓦达斡尔族自治旗、鄂伦春自治旗开始驯化栽培，2019年种植面积达到2.3万亩。

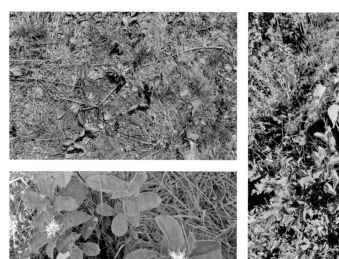
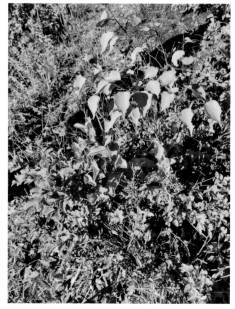

野生苍术

三、种植技术

（一）选地整地

选择交通便利、排水良好的含腐殖质多的沙壤土，最好用荒地或荒坡地，黏性大、低洼易积水土地不宜种植。如果选用耕地，最好选前茬作物为禾本科作物。秋季每亩施腐熟农家肥3～4吨，将肥料均匀撒于土壤表面，耕地时翻入土内，耙细整平，第二年春播前起垄。

（二）大田直播

1.种子处理

应该从专业种子生产企业购买生产用苍术良种。选择新鲜、饱满、表面不带病菌虫卵，净度达98%以上，发芽率75%以上的苍术种子，用枯草芽孢杆菌进行拌种，减少生长期间病害发生。

2.播种

一般每年5月初，地温稳定在5℃以上，即可播种，每亩用种量2～3千克，一般机械条播或穴播，覆土压实，浇透水。当年播种苍术与小麦套种较为理想，小麦发芽早，能够为苍术苗遮阴和增加空气湿度，提高苍术成活率。

3. 间苗

当2片子叶完全展开时，进行间苗，除去病苗弱苗，保留健壮大苗，株距15厘米左右。

（三）育苗移栽

1. 苗床准备

选择交通便利、排水良好的含腐殖质多的沙壤土为苗田，苗田每亩施入4吨腐熟农家肥，结合土壤肥力施入缓释磷钾肥。利用机械起苗床做畦，一般苗床宽65厘米，长度根据地块及操作方便而定。

2. 播种

种子处理同大田直播。一般每年5月初，地温稳定在5℃以上，即可播种，播种量每亩1~1.2千克，一般撒播或条播，覆土压实，浇透水，覆盖草帘，保持土壤湿润。当出苗率达到70%时，去掉草帘。幼苗生长较慢，应及时拔掉杂草和病苗弱苗，苗期追施叶面肥2次。第二年春天起苗，选顶芽饱满、根系发达的根茎作为种苗，按照根茎大小进行分级，除去病苗、弱苗，保留健壮苗，待定植使用。

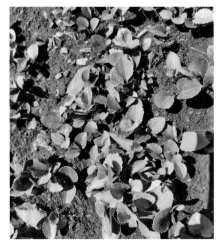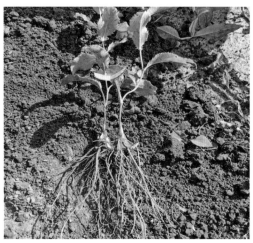

苍术苗

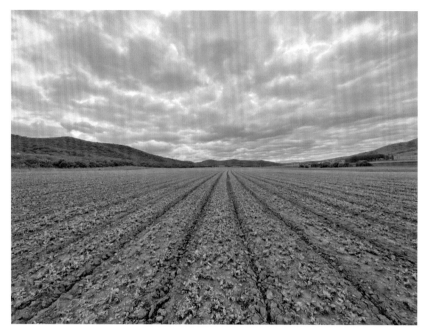

苍术苗田

3. 定植

一般每年5月初，地温稳定在5℃以上，即可起垄定植，定植株距25厘米，每亩保苗6 000 ~ 7 000株。

4. 田间管理

作为药材进行种植，为了保障药材的安全性，建议在苍术育苗、大田种植及采收加工过程中，禁止施用除草剂、化学农药，科学合理施用有机肥及生物肥。

5. 中耕除草

禁止使用除草剂，每年采用机械除草结合人工进行除草，除草时结合中耕培土2 ~ 3次。出苗前5 ~ 7天，进行一次机械除草，清除垄面杂草。出苗率在50% ~ 60%时，进行一次机械除草，清除垄面杂草，再人工清除苍术苗周边的杂草，同时进行中耕培土。出苗率在100%时，先进行机械除草，清除垄面杂草，再人工清除苍术苗周边的杂草，同时进行中耕培土。

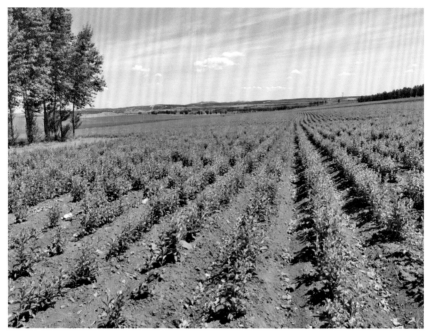

苍术

6.病虫害防治

预防为主,综合防治。选用抗病、抗逆性强的苍术良种,培育健壮适龄种苗,生长期内喷施1～2次枯草芽孢杆菌等生物菌肥,结合中耕培土等农艺措施提高植株抗病能力。

四、采收与加工

苍术需生长3周年后起收。春、秋两季均可起收,一般以秋季初霜后,地上茎叶枯萎后起挖质量较好。采收时避免挖断根茎或擦破表皮,挖出后,以自然干燥为主,晒至四五成干、含水量50%左右时,除去茎叶和泥土,应边晒干边堆闷,反复闷晒,直至达到七八成干、含水量25%左右时,撞掉须根,去掉全部老皮,表皮呈黄褐色,达到苍术药材标准,含水量13%以下,按照药材规格进行分级包装。

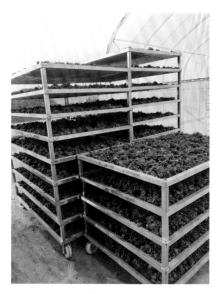

苍术加工

五、贮藏

分级包装的苍术药材应存放在阴凉干燥专用库房内保存。

第二节　赤　芍

赤芍为毛茛科植物芍药（*Paeonia lactiflora* Pall.）的干燥根。春、秋两季采挖，除去根茎、须根及泥沙，晒干。

一、药材

（一）性状

呈圆柱形，稍弯曲，长5～40厘米，直径0.5～3厘米。表面棕褐色，粗糙，有纵沟和皱纹，并有须根痕和横长的皮孔样突起，有的外皮易脱落。质硬而脆，易折断，断面粉白色或粉红色，皮部窄，木部放射状纹理明显，有的有裂隙。气微香，味微苦、酸涩。

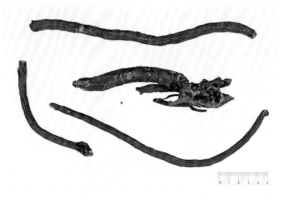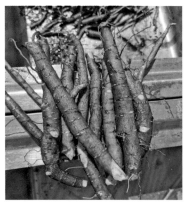

赤芍

（二）药材质量检测

检查：芍药苷不得少于1.8%。

（三）性味与归经

苦，微寒。归肝经。

（四）功能与主治

清热凉血，散瘀止痛。用于热入营血，温毒发斑，吐血衄血，目赤肿痛，经闭痛经，癥瘕腹痛，跌扑损伤，痈肿疮疡。

二、原植物

（一）形态特征

多年生草本。根肉质，粗壮，呈纺锤形或长柱形，长达50厘米，粗达3厘米，外皮黄褐色或棕褐色。茎高40～70厘米，无毛。下部茎生叶为二回三出复叶，上部茎生叶为三出复叶，小叶狭卵形、椭圆形或披针形，顶端渐尖，基部楔形或偏斜，边缘具白色骨质细齿，两面无毛，背面沿叶脉疏生短柔毛。花数朵，生茎顶和叶腋，有时仅顶端一朵开放，而近顶端叶腋处有发育不好的花芽；花瓣9～13片，倒卵形，白色，有时基部具深紫色斑块；花丝黄色；蓇葖果，呈纺锤形、椭圆形、瓶形等，光滑，或有细茸毛，有小突尖。种子呈圆形、长圆形或尖圆形，黑褐色或暗褐色。

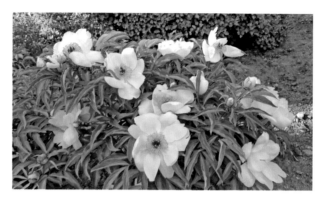

赤芍

（二）生态环境及分布区域

野生赤芍生于石质山坡、草地、林缘、林下草地等。我国主要分布在安徽、贵州北部、河北、黑龙江、河南东南部、湖北西北部、江西北部、吉林东部、辽宁、内蒙古、四川南部、浙江等地。呼伦贝尔重点分布在额尔古纳市、根河市、牙克石市、扎兰屯市、阿荣旗、莫力达瓦达斡尔族自治旗等旗（市、区）。20世纪初牙克石市、阿荣旗、莫力达瓦达斡尔族自治旗、鄂伦春自治旗开始驯化栽培，2005年开始大面积种植，2019年种植面积达到4.5万亩。

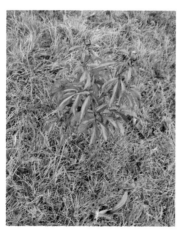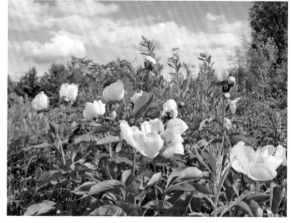

野生赤芍

三、种植技术

（一）选地整地

选择交通便利、土层深厚、排水良好、疏松肥沃的沙壤土，赤芍是深根植物，种植后需要5年后收获，因此，要深松土壤，高垄种植。每年秋季进行施肥整地，一般每亩均匀撒施腐熟有机肥3～4吨作基肥，深翻60厘米，耙细整平，机械起垄，为了便于机械化操作，一般垄面宽65厘米，垄深30厘米，垄间距40厘米。

（二）大田直播

1. 种子处理

应该从专业种子生产企业购买生产用赤芍良种。选择新鲜、饱满、表面不带病菌虫卵，净度达98%以上，发芽率75%以上的赤芍种子，用枯草芽孢杆菌进行拌种，减少病害发生。

2. 播种

经试验赤芍种子干燥程度直接影响发芽率，含水率越低种子发芽率越低。因此，每年8月中旬开始采收种子，脱去果荚后直接播种，机械点播，播种量每亩5～10千克，株距25～27厘米，覆土压实，浇透水。第二年5月开始出苗。

3. 补苗

第二年秋天开始检查缺苗断垄情况，根据苗情进行补种赤芍小苗，保证每亩4 500～5 000株。

（三）育苗移栽

1. 苗床准备

选择交通便利、排水良好的含腐殖质多的沙壤土为苗田，苗田每亩施入4吨腐熟农家肥，结合土壤肥力施入缓释磷钾肥。利用机械起苗床做畦，一般苗床宽80厘米，长度根据地块及操作方便而定。

2.播种

每年8月中旬采收种子，脱去果荚后直接播种，播种量每亩3.5～4千克，一般机械条播，覆土压实，浇透水，盖上草帘。第二年当出苗率达到70%时，去掉草帘。幼苗生长较慢，应及时拔掉杂草和病苗弱苗，苗期追施叶面肥2次。第三年春天起苗，选顶芽饱满、根系发达的根茎作为种苗，按照根茎大小进行分级，除去病苗、弱苗，保留健壮苗，待定植使用。

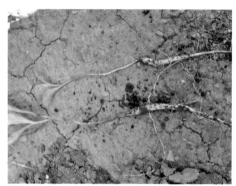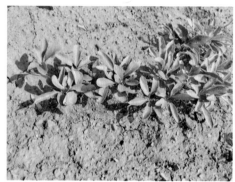

赤芍苗

3.定植

一般每年5月初，地温稳定在0℃以上，即可起垄定植，定植株距25～27厘米，每亩保苗4 500～5 000株。

4.田间管理

作为药材进行种植，为了保障药材的安全性，建议在赤芍育苗、大田种植及采收加工过程中，禁止施用除草剂、化学农药，科学合理施用有机肥及生物肥。

5.中耕除草

禁止使用除草剂，每年采用机械结合人工进行除草，除草时结合中耕培土2～3次。

6.病虫害防治

预防为主，综合防治。选用抗病、抗逆性强的栽培品种，培育健壮适龄赤芍种苗，生长期内喷施枯草芽孢杆菌等生物菌肥，结合中耕培土增强植株抗病能力。

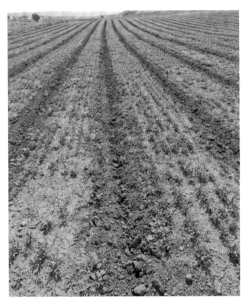

赤芍苗田

四、采收与加工

赤芍需生长5周年起收。春、秋两季均可采挖，一般以秋季起收质量较好。挖出后，晒至四五成干时，除去茎叶和泥土，再晒至完全干燥，按不同等级进行分级包装。

第三节 防 风

防风为伞形科植物防风 [*Saposhnikovia divaricata*（Turcz.）Schischk.] 的干燥根。春、秋两季采挖未抽花茎植物的根，除去须根和泥沙，晒干。

一、药材

（一）性状

本品呈长圆锥形或长圆柱形，下部渐细，有的略弯曲，长15～30厘米，直径0.5～2厘米。表面灰棕色或棕褐色，粗糙，有纵皱纹、多数横长皮孔样突起及点状的细根痕。根头部有明显密集的环纹，有的环纹上残存棕褐色毛状叶基。体轻，质松，易折断，断面不平坦，皮部棕黄色至棕色，有裂隙，木部黄色。气特异，味微甘。

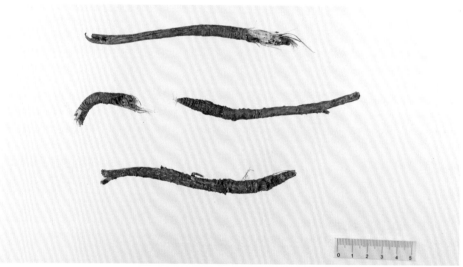

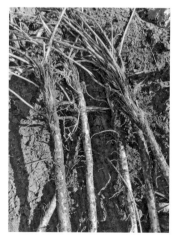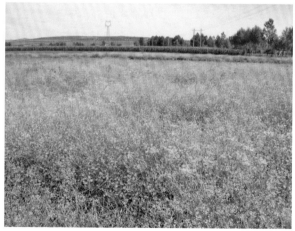

防风

（二）药材质量检测

检查：水分不得过10.0%。

总灰分不得过6.5%。

酸不溶性灰分不得过1.5%。

升麻素苷和5-O-甲基维斯阿米醇苷的总量不得少于0.24%。

（三）性味与归经

辛、甘，微温。归膀胱、肝、脾经。

（四）功能与主治

祛风解表，胜湿止痛、止痉。用于感冒头痛，风湿痹痛，风疹瘙痒，破伤风。

二、原植物

（一）形态特征

多年生草本。根粗壮，细长圆柱形，淡黄棕色，根头处被有纤维状叶残基及明显的环纹；茎单生，自基部分枝较多，有细棱，基生叶丛生，有扁长的叶柄，基部有宽叶鞘，叶片卵形或长圆形，二回或近于三回羽状分裂，茎生叶与基生叶相似，但较小，顶生叶简化，有宽叶鞘；复伞形花序多数，生于茎和分枝，花瓣倒卵形，白色；双悬果狭圆形或椭圆形，幼时有疣状突起，成熟时渐平滑。

（二）生态环境及分布区域

野生防风生长在沙质草地、山坡，干燥石粒山坡，我国主要分布在黑龙江、吉林、辽宁、内蒙古、河北、宁夏、甘肃、陕西、山西、山东等地。呼伦贝尔市重点分布在海拉尔区、新巴尔虎左旗、新巴尔虎右旗、陈巴尔虎旗、鄂温克族自治旗等旗（市、区）。20世纪初，海拉尔区防风因疗效好、质量优闻名于安国、亳州等药材交易市场，全国各大药商也纷纷抢购产于呼伦贝尔市的防风，新巴尔虎左旗、海拉尔区、扎兰屯市、阿荣旗等地开始进行野生防风驯化栽培，终因没能突破防风早期抽薹开花、后期病害等关键技术而发展缓慢。据统计2019年种植面积达到1.8万亩。

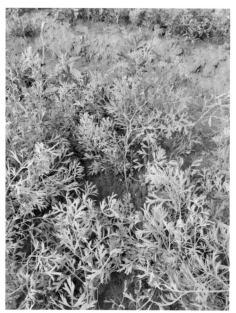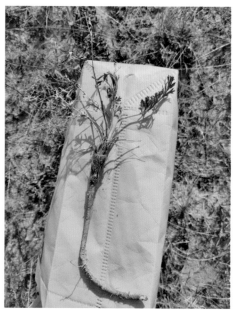

防风

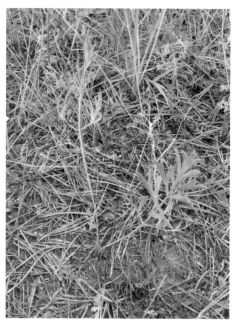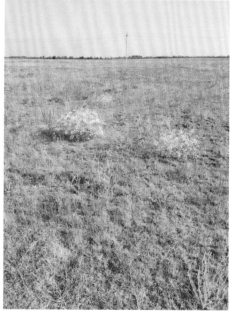

野生防风

三、种植技术

（一）选地整地

选择交通便利、排水良好的富含腐殖质的沙壤土，最好用荒地或荒坡地。秋季每亩施腐熟农家肥3～4吨，将肥料均匀撒于土壤表面，耕地时翻入土内，耙细整平。一般用机械起畦做床，畦床深25～30厘米、宽1.6米较为合适。

（二）大田直播

1. 种子处理

应该从专业种子生产企业购买生产用防风良种。选择新鲜、饱满、表面不带病菌虫卵，净度达98%以上，发芽率85%以上的防风种子。播种前用40℃温水浸泡3～4小时后捞出控干种子表面水分，再用枯草芽孢杆菌进行拌种，促进种子发芽，同时能够杀灭种子表面病菌，减少病害发生。

2. 播种

一般每年5月中旬，可开始播种，每亩用种量2～2.5千克，一般机械条播或撒播，覆土压实，盖上草帘，浇透水，15～20天就能出苗，当出苗率达到30%时，去掉草帘即可。

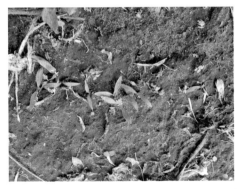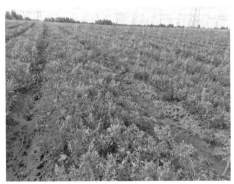

防风

3. 间苗

苗期需要勤浇水，保持床面湿润，避免小苗因干旱死亡，当第二片真叶完全展开时，小苗具有一定的抗逆性，这时可以减少浇水次数，应该进行间苗，除去病苗弱苗，保留健壮大苗，苗与苗之间距离（株距）达到5～7厘米。

（三）根段繁殖

1. 根段准备

秋天起挖防风进行药材分选时，直径达到0.5厘米以上的根条作为药材，直径0.3～0.5厘米的根条可以作为繁殖根贮存或假植在冷库里，待第二年春季使用。

2. 种植

将根条截成3厘米长的小段作种，按照株行距（5～7）厘米×（5～7）厘米开穴，穴孔中浇透水，每穴1个根段插入，覆土压实，再浇透水，进行观察。

3. 田间管理

作为药材进行种植，为了保障药材的安全性，建议在防风大田种植及采收加工过程中，禁止施用除草剂、化学农药，科学合理施用有机肥及生物菌肥。

4. 中耕除草

种子播种的防风出苗前一般不进行除草，因杂草先于防风长出土，可以为防风小苗遮阴，待防风第一片真叶完全展开时，再用人工结合机械进行除草。防风生长期间禁止使用除草剂，每年采用机械结合人工进行除草，除草时结合中耕培土，每年至少培土2～3次。

5. 病虫害防治

预防为主，综合防治。选用抗病、抗逆性强的栽培品种，防风生长期内喷施枯草芽孢杆菌等生物菌肥，结合适量追施钾肥，实时进行中耕培土增强植株抗病能力。

四、采收与加工

防风需生长3周年后起收。春、秋两季均可采挖，以初霜期后或春初苗未出土前采挖质量较好。采收时避免挖断根茎或擦破表皮，挖出后，以自然干燥为主，晒至四五成干、含水量50%左右时，除去茎叶和泥土，应边晒干边堆闷，反复闷晒，直至达到八九成干、含水量15%左右时，捆成1千克小捆继续干燥，最后达到合乎防风药材标准，含水量10%以下为止，按照药材规格进行分级包装。

五、贮藏

分级包装的防风药材放在阴凉干燥专用库房内保存。

第四节　白　鲜

白鲜为芸香科植物白鲜（ *Dictamnus dasycarpus* Turcz. ）的干燥根皮。春、秋两季采挖根部，除去泥沙和粗皮，剥去根皮，干燥。

一、药材

（一）性状

本品呈卷筒状，长5～15厘米，直径1～2厘米，厚0.2～0.5厘米。外表面灰白色或淡灰黄色，具细纵皱纹和细根痕，常有突起的颗粒状小点；内表面类白色，有细纵纹。质脆，折断时有粉尘飞扬，断面不平坦，略呈层片状，剥去外层，迎光可见闪烁的小亮点。有羊

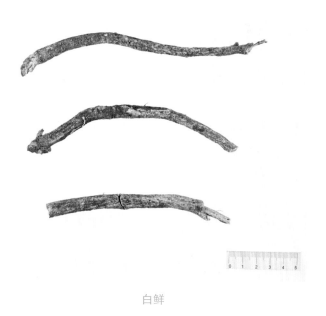

白鲜

膻气，味微苦。

（二）药材质量检测

检查：水分不得过14.0%。

水溶性浸出物不得少于20.0%。

含梣酮不得少于0.05%，黄柏酮不得少于0.15%。

（三）性味与归经

苦，寒。归脾、胃、膀胱经。

（四）功能与主治

清热燥湿，祛风解毒。用于湿热疮毒，黄水淋漓，湿疹，风疹，疥癣疮癫，风湿热痹，黄疸尿赤。

二、原植物

（一）形态特征

多年生宿根草本。茎直立，幼嫩部分密被长毛及水泡状突起的油点；小叶9～13片，卵状披针形或矩圆状披针形；总状花序顶生，花冠淡红色或淡紫色，有紫红色脉纹，花丝细长伸出花瓣外；种子近球形，黑色，光滑；根斜生，肉质粗长，淡黄白色，须根较多。

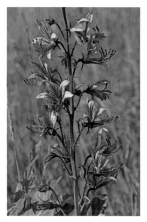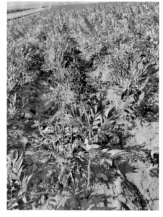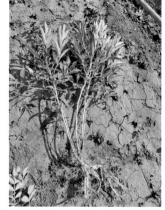

白鲜

（二）生态环境及分布区域

野生白鲜生长在干燥石粒山坡、草地、林缘、林下灌丛中，我国主要分布在黑龙江、吉林、辽宁、内蒙古、河北、山东、河南、山西、宁夏、甘肃、陕西、新疆、安徽、江苏、江西、四川等地。呼伦贝尔市重点分布在额尔古纳市、牙克石市、鄂伦春自治旗等旗（市、区）。2008年起阿荣旗、莫力达瓦达斡尔族自治旗、鄂伦春自治旗有药农开始进行人工驯化栽培，2016年起种植面积逐年扩大，虽然2019年全市种植面积达到1.0万亩，但是种植技术仍然不成熟。

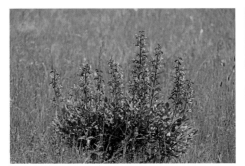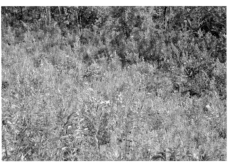

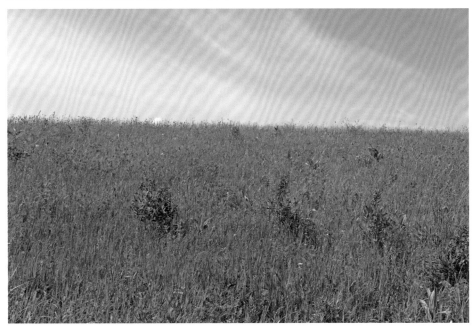

野生白鲜

三、种植技术

(一)选地整地

选择交通便利、排水良好的含腐殖质多的沙壤土，最好用荒地或荒坡地，黏性大、低洼易积水土地不宜种植。如果选用耕地，最好选前茬作物为禾本科作物。秋季每亩施腐熟农家肥3～4吨，将肥料均匀撒于土壤表面，耕地时翻入土内，耙细整平，播前起垄。

(二)大田直播

1.种子处理

每年8月中旬种子成熟时开始收获果壳，在晾晒场待一周后，去掉果壳外皮，选择新鲜、饱满、表面光亮，净度达98%以上的种子。

2.播种

一般每年秋天收获的种子，去掉果壳外皮后当年播种，每亩用种量3～5千克，一般机械点播，覆土压实，浇透水。

3.补苗

第二年秋天开始检查缺苗断垄情况，根据苗情进行补种小苗，保证每亩5 000～6 000株。

(三)育苗移栽

1.苗床准备

选择交通便利、排水良好的含腐殖质多的沙壤土为苗田，苗田每亩施入4吨腐熟农家肥，结合土壤肥力施入缓释磷钾肥。利用机械起苗床做畦，一般苗床宽65厘米，长度根据地块及操作方便而定。

2.播种

每年8月中旬采收种子，去皮后直接播种，播种量每亩1～1.5千克，一般机械条播，覆土压实，浇透水，盖上草帘。第二年当出苗率达到70%时，去掉草帘。幼苗生长较慢，应及时拔掉杂草和病苗弱苗，苗期追施叶面肥2次。第三年春天起苗，选顶芽饱满、根系发达的根茎作为种苗，按照根茎大小进行分级，除去病苗、弱苗，保留健壮苗，待定植使用。

3. 定植

一般每年5月初，地温稳定在0℃以上，即可起垄定植，定植株距20～25厘米，每亩保苗5 000～6 000株。

4. 田间管理

作为药材进行种植，为了保障药材的安全性，建议在育苗、大田种植及采收加工过程中，禁止施用除草剂、化学农药，科学合理施用有机肥及生物肥。

5. 中耕除草

种子播种的白鲜出苗前一般不用除草，杂草先于白鲜发芽，能够为小苗遮阴，待苗第一片真叶完全展开时，再用人工结合机械开始进行除草。生长期间禁止使用除草剂，每年采用机械结合人工进行除草，除草时结合中耕培土，每年至少培土2～3次。

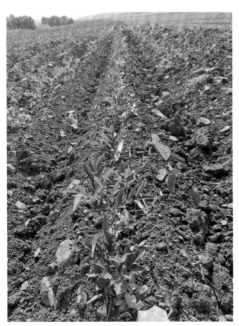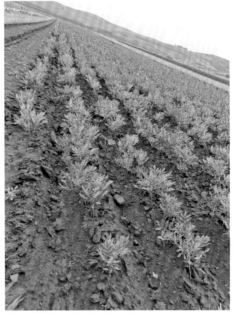

白鲜

6.病虫害防治

预防为主，综合防治。选用抗病、抗逆性强的栽培品种，培育健壮适龄壮苗，生长期内喷施枯草芽孢杆菌等生物菌肥，结合中耕培土提高植株抗病能力。

四、采收与加工

白鲜需生长7周年后起收。春、秋两季均可采挖，以初霜后或春初苗未出土前采挖质量较好。采收时避免挖断根茎或擦破表皮，挖出后，以自然干燥为主，按照药材规格进行分级包装。

五、贮藏

分级包装的白鲜药材放在阴凉干燥专用库房内保存。

第五节　升　麻

升麻为毛茛科植物大三叶升麻（*Cimicifuga heracleifolia* Kom.）、兴安升麻［*Cimicifuga dahurica*（Turcz.）Maxim.］或升麻（*Cimicifuga foetida* L.）的干燥根茎。秋季采挖，除去泥沙，晒至须根干时，除去须根，晒干。

一、药材

（一）性状

本品为不规则的长形块状，多分枝，呈结节状，长15～30厘米，直径2～4厘米。表面黑褐色或棕褐色，粗糙不平，有坚硬的细须根残留，上面有数个圆形空洞的茎基痕，洞内壁显网状沟纹；下面凹凸不平，具须根痕。体轻，质坚硬，不易折断，断面不平坦，有裂隙，纤维性，黄绿色或淡黄白色。气微，味微苦而涩。

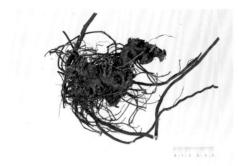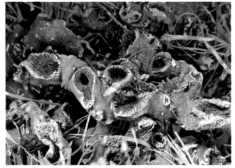

升麻

（二）药材质量检测

检查：杂质不得过5%。

水分不得过13.0%。

总灰分不得过8.0%。

酸不溶性灰分不得过4.0%。

含异阿魏酸不得少于0.10%。

（三）性味与归经

辛、微甘，微寒。归肺、脾、胃、大肠经。

（四）功能与主治

发表透疹，清热解毒，升举阳气。用于风热头痛，齿痛，口疮，咽喉肿痛，麻疹不透，阳毒发斑，脱肛，子宫脱垂。

二、原植物

（一）形态特征

1. 大三叶升麻

多年生草本。高1～2米，根茎粗壮，表面黑色，有许多下陷圆洞状的老茎残迹。茎直立，无毛，下部茎生叶为二回三出复叶；顶生小叶倒卵形或倒卵状椭圆形，先端3浅裂，基部圆形、圆楔形或微心形，边缘有粗齿；茎上部叶通常为一回三出复叶。复总状花序，有2～9分枝；花序轴及花梗被灰色腺毛和柔毛；苞片钻形，长约1毫米；花梗长2～4毫米；花两性；萼片5，花瓣状，黄白色，倒卵状圆形或宽椭圆形，早落；无花瓣；退化雄蕊椭圆形。蓇葖果，长圆形。种子椭圆形，四周有膜质鳞翅。

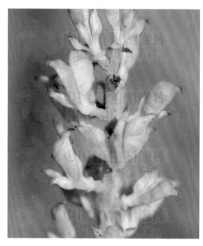

大三叶升麻（来源于中国植物志数据库）

2. 升麻

多年生草本，高1～2米。根茎粗壮，坚实，表面黑色，有许多下陷圆洞状的老茎残迹。茎直立，上部有分枝，被短柔毛。叶为二至三回三出羽状复叶；茎下部叶的顶生小叶具长柄，菱形，常3浅裂。复总状花序具分枝3～20，长达45厘米，下部的分枝长达15厘米；花序轴密被灰色或锈色腺毛及短柔毛；花两性，白色或绿白色，早落，无花瓣退化雄蕊宽椭圆形。蓇葖果，长圆球，密被贴伏柔毛，果柄长2～3毫米，喙短。种子椭圆形，褐色，四周有膜质鳞翅。

3. 兴安升麻

多年生草本，高达1米。根茎粗壮，多弯曲，表面黑色，有许多下陷圆洞状的老茎残迹。茎直立，单一，无毛或微被毛。下部茎生叶为二至三回三出或三出羽状复叶，顶生小叶宽菱形，3深裂；茎上部叶似下部叶，但较小，具短柄。复总状花序；花单性，雌雄异株，雄株花序大，长达30厘米，分枝7～20，雌株花序稍小，分枝少；花序轴和花梗被灰色腺毛和短柔毛；花瓣状，白色，早落；花瓣无；退化雄蕊叉状2深裂，先端各有1个空花药。蓇葖果，先端有贴伏的白色柔毛。种子椭圆形，褐色，四周有膜质鳞翅，中央有横鳞翅。

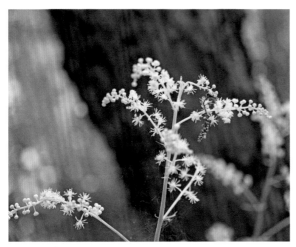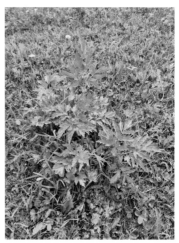

兴安升麻

（二）生态环境及分布区域

野生升麻生长在阴坡或阳坡落叶松林、针阔混交林、阔叶林、林缘草甸、灌木丛及沼泽草甸。大三叶升麻我国主要分布在黑龙江、辽宁、吉林、内蒙古等地；兴安升麻我国主要分布在黑龙江、辽宁、吉林、内蒙古、河北、山西、河南、湖北等地。呼伦贝尔重点分布在根河市、额尔古纳市、牙克石市、鄂伦春自治旗等旗（市、区）。2012年开始，外地客商每年春天5月来收购兴安升麻地上茎叶，百姓称窟窿芽，为安徽、贵州等南方一种名贵野菜。2015年起在扎兰屯市、阿荣旗、莫力达瓦达斡尔族自治旗开始有菜农进行人工驯化栽培，但主要作为野菜在大棚内种植，市场有少量销售。2019年阿荣旗、海拉尔区有人开始尝试种植，目前，没有大面积种植。

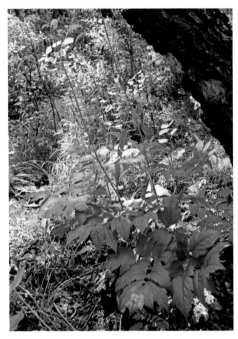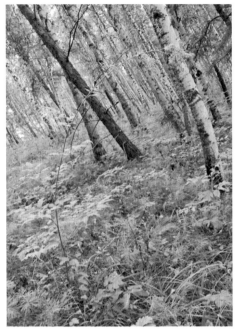

野生兴安升麻

三、种植技术

呼伦贝尔地区升麻种植技术还不够成熟，对于升麻研究起步较晚，近几年在阿荣旗、海拉尔区开始有人进行试验种植，但因种子发芽率极低，不足3%而放弃试验。目前，呼伦贝尔市没有大面积种植的成功经验可以借鉴。笔者只能将2018—2020年期间驯化试验中成功的经验结合借鉴外地成熟技术在本书中加以介绍，仅供参考，进行大面积种植还需进一步研究。

（一）种子繁殖

种子发芽温度为10～20℃，发芽率30%～75%，种子不耐贮存，采收的种子在室内干燥存放2个月，发芽率不足10%，一年后，种子失去发芽能力。因此，种子采收后，用湿沙进行层积处理，第二年再进行育苗播种。

（二）芽头繁殖

1. 芽头处理

春天选择饱满没有腐烂的带5厘米左右的根块芽头作为种植母根，将母根在阳光下暴晒1小时准备种植。

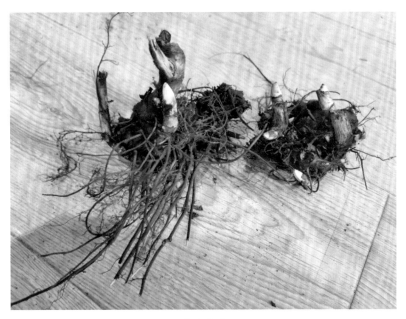

升麻芽头

2. 起垄种植

用机械起垄，垄宽一般65厘米，按照株距20~25厘米种植，浇透水，定植后一周内保持土壤湿润，每亩地保苗6 000~8 000株。

3. 田间管理

作为药材进行种植，为了保障药材的安全性，建议在育苗、大田种植及采收加工过程中，禁止施用除草剂、化学农药，科学合理施用有机肥及生物肥。

4. 中耕除草

禁止使用除草剂，每年采用机械结合人工进行除草，除草时结合中耕培土2～3次。

5. 病虫害防治

预防为主，综合防治。选用抗病、抗逆性强的良种，培育健壮适龄顶芽饱满母根，结合中耕培土提高植株抗病能力。

四、采收与加工

升麻需生长5周年后起收。秋季初霜后，地上茎叶枯萎后，挖出根茎，以自然干燥为主，晒至四五成干、含水量50%左右时，除去茎叶和泥土。

五、贮藏

分级包装的升麻药材存放在阴凉干燥专用库房内保存。

第六节　黄　芪

黄芪为豆科植物蒙古黄芪［*Astragalus membranaceus*（Fisch.）Bge. var.*mongholicus*（Bge.）Hsiao］或膜荚黄芪［*Astragalus membranaceus*（Fisch.）Bge.］的干燥根。春、秋两季采挖，除去须根和根头，晒干。

一、药材

（一）性状

呈圆柱形，有的有分枝，上端较粗，长30～90厘米，直径1～3.5厘米。表面淡棕黄色或淡棕褐色，有不整齐的纵皱纹或纵沟。质硬而韧，不易折断，断面纤维性强，并显粉性，皮部黄白色，木部淡黄色，有放射性纹理和裂隙，老根中心偶呈枯朽状，黑褐色或呈空洞。气微，味微甜，嚼之微有豆腥味。

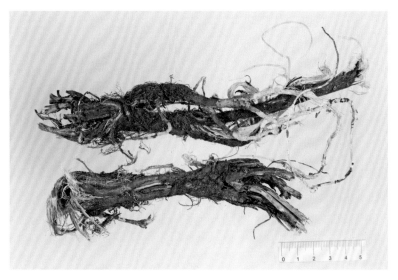

黄芪

（二）药材质量检测

检查：水分不得过10.0%。

总灰分不得过5.0%。

水溶性浸出物不得少于17.0%。

重金属及有害元素按照铅、镉、砷、汞、铜测定法测定，铅不得过5毫克/千克；镉不得过1毫克/千克；砷不得过2毫克/千克；汞不得过0.2毫克/千克；铜不得过20毫克/千克。

含黄芪甲苷不得少于0.080%，毛蕊异黄酮葡萄糖苷不得少于0.020%。

（三）性味与归经

甘，微温。归肺、脾经。

（四）功能与主治

补气升阳，固表止汗，利水消肿，

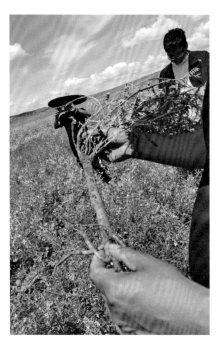

黄芪

生津养血，行滞通痹，托毒排脓，敛疮生肌。用于气虚乏力，食少便溏，中气下陷，久泻脱肛，便血崩漏，表虚自汗，气虚水肿，内热消渴，血虚萎黄，半身不遂，痹痛麻木，痈疽难溃，久溃不敛。

二、原植物

（一）形态特征

多年生草本。蒙古黄芪主根长而粗壮，顺直；茎直立；奇数羽状复叶，叶片宽椭圆形、椭圆形或长圆形，两端近圆形，上面无毛，下面被柔毛；总状花序腋生，具5～20朵花，花冠黄色至淡黄色；荚果膜质，膨胀，半卵圆形，先端有短喙，无毛。

膜荚黄芪主根肥厚，木质，灰白色，常分枝；茎直立，多分枝，有细棱，上被白色柔毛；叶片也为奇数羽状复叶，先端钝、圆或微凹，有时具小刺尖；总状花序有10～20朵花，花冠黄色至淡黄色，有时稍带淡紫红色；子房有柄，被柔毛；荚果薄膜质，稍膨胀，半椭圆形，被黑色或黑白相间的短伏毛；种子3～8粒。

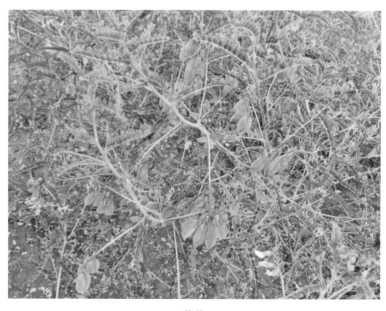

黄芪

（二）生态环境及分布区域

性喜凉爽，耐寒耐旱，怕热怕涝，适宜在土层深厚、富含腐殖质、透水力强的沙壤土生长。野生黄芪生长在山坡草地或草甸中，或林缘、疏林下，我国各地多有栽培，为常用中药材之一，主要分布在东北、华北及西北等地。呼伦贝尔重点分布在阿荣旗、扎兰屯市、牙克石市和鄂伦春自治旗等旗（市、区）。1997年起根河市、阿荣旗、莫力达瓦达斡尔族自治旗有药农开始进行人工种植，2016年起种植面积逐年扩大，2019年栽培面积达到1.62万亩。

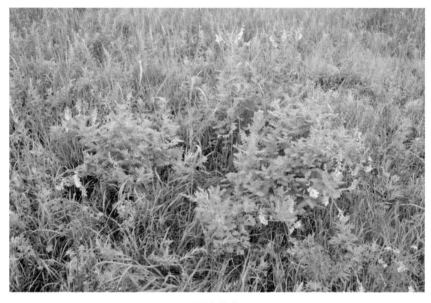

野生黄芪

三、种植技术

（一）选地整地

选择地势高、排水良好、疏松肥沃、土层深厚的沙壤土或壤土。选择秋季进行整地，耕深30～45厘米。结合整地每亩施腐熟农家肥2.5～3吨，过磷酸钙25～30千克，耙细起垄或做畦备用。

（二）大田直播

1.种子处理

每年7月末种子成熟时开始收获荚果，在晾晒场晾晒一周后，去掉果壳外皮后，选择新鲜、饱满、表面光亮的种子，可当年直接播种，也可第二年春天播种。

2.播种

一般每年在春季当地温稳定在5～8℃时，即可播种；秋播于9月下旬进行。

（1）穴播。在垄上或畦上按穴距20～25厘米开穴，每穴播3～10粒，覆土1.5厘米，踩平，亩播种量1千克。

（2）条播。在垄上或畦上，按行距20～30厘米开沟并踩底格子，将种子均匀播于沟内，覆土1.5～2厘米，然后用木磙子压一遍，亩播种量2千克。

（三）育苗移栽

移栽的黄芪植株生长健壮，根茎生长整齐，便于收获，质量好，产量高。

1.育苗

选土质肥沃、排灌方便、疏松的沙壤土，土层厚度40厘米以上。育苗可采用条播，行距15～20厘米，亩用种量2千克。

2.移栽

可在秋末初春进行，边起边栽，起苗时要深挖，严防损伤根皮或折断，将细小分叉苗淘汰。按行距40～50厘米开沟，沟深10～15厘米，将根顺放于沟内，株距15～20厘米，摆后覆土，浇水。待土壤墒情适宜时浅锄一次，以防板结。

（四）田间管理

1.中耕除草

常采用三铲三趟。黄芪幼苗生长缓慢，出苗后草苗齐长。苗高4～5厘米时，进行第一次中耕除草；苗高7～8厘米时进行第二次中耕除草；苗高10～12厘米时，进行第三次中耕除草。先铲后趟。培土至幼苗基部，防止倒伏。

2. 间苗与定苗

黄芪小苗对不良环境抵抗力弱，间苗不宜过早，苗高7厘米时进行，当苗高15～20厘米时，条播按10～15厘米株距定苗，穴播每穴留1～2株。

3. 补苗

第二年秋天开始检查缺苗断垄情况，根据苗情进行补种小苗，保证每亩5 000～6 000株。

4. 追肥

第一年至第二年生长旺盛，根部生长较快。每年结合中耕除草，可追肥1～2次，每亩施腐熟有机肥1吨、磷酸二铵15千克、硫酸钾15千克，以促进根系生长。

5. 水分管理

播种后如遇干旱天气，应及时灌水，促进种子萌发。出苗和返青期需水较多，如干旱应及时灌水。3年以上黄芪抗旱性强，但不耐涝，所以雨季土壤湿度大，易积水地块应及时排水，以防烂根。

6. 病虫害防治

（1）根腐病。主要为害根部，造成烂根。发病植株自上而下萎蔫、枯黄、死亡。病期多在6—8月，高温高湿、土壤黏重、通风不良情况下更易发病。防治方法：选择疏松透气、排水良好的沙壤土地块种植，播种前进行种子消毒，大雨过后及时排水，发现病株及时拔除，病穴用石灰消毒。

（2）食心虫、蚜虫。为害黄芪种子、枝头幼嫩部分及花穗等，造成落花、空荚等，严重影响种子和商品根的产量。防治方法：及时清除田内杂草、残株和枯枝落叶，以减少越冬虫源，做好种子清选，可用10%吡虫啉可湿性粉剂3 000倍液或1.8%阿维菌素乳油4 000～5 000倍液防治。宜选择至少两种农药交替施药。

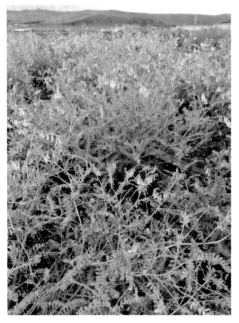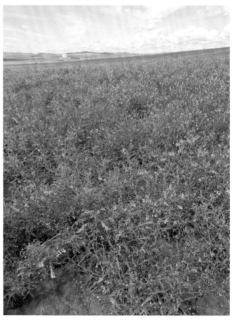

黄芪

四、采收与加工

播种后3~4年，秋季地上部枯萎后即可采收，尽量深挖，防止挖断主根或损伤表皮。根挖出后，除去泥土，剪掉根茎、须根，置于阳光下晾晒，晒至七八成干时，分等级捆成小束，再晒至全干。

五、贮藏

干品置于干燥通风处贮藏，注意防潮、防虫蛀。

第七节　黄　芩

黄芩为唇形科植物黄芩〔*Scutellaria baicalensis* Georgi〕的干燥根。春、秋两季采挖，除去须根和泥沙，晒后撞去粗皮。

一、药材

（一）性状

呈圆锥形，扭曲，长8~25厘米，直径1~3厘米。表面棕黄色或深黄色，有稀疏的疣状细根痕，上部较粗糙，有扭曲的纵皱纹或不规则的网纹，下部有顺纹和细皱纹。质脆而硬，易折断，断面黄色，中心红棕色；老根中心呈枯朽状或中空，暗棕色或棕黑色。气微，味苦。

栽培品种较细长，多有分枝。表面浅黄棕色，外皮紧贴，纵皱纹较细腻。断面黄色或淡黄色，略呈角质样。味微苦。

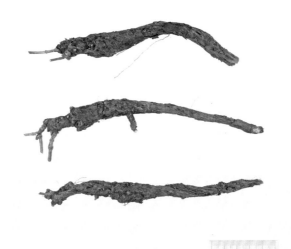

黄芩

（二）药材质量检测

检查：水分不得过12.0%。

　　　　总灰分不得过6.0%。

　　　　黄芩苷不得少于9.0%。

（三）性味与归经

苦，寒。归肺、胆、脾、大肠、小肠经。

（四）功能与主治

清热燥湿，泻火解毒，止血，安胎。用于湿温、暑湿，胸闷呕恶，湿热痞满，泻痢，黄疸，肺热咳嗽，高热烦渴，血热吐衄，痈肿疮毒，胎动不安。

二、原植物

（一）形态特征

多年生草本。根茎肥厚，肉质，有分枝。茎基部伏地，上升，钝四棱形，具细条纹，近无毛或被上曲至开展的微柔毛，绿色或带紫色，自基部多分枝；叶披针形至线状披针形，顶端钝，基部圆形，全缘，上面暗绿色，无毛或疏被贴生至开展的微柔毛，下面色较淡，无毛或沿中脉疏被微柔毛，密被下陷的腺点；总状花序常于茎顶聚成圆锥花序；子房褐色，无毛；小坚果卵球形，黑褐色，具瘤，腹面近基部具果脐。

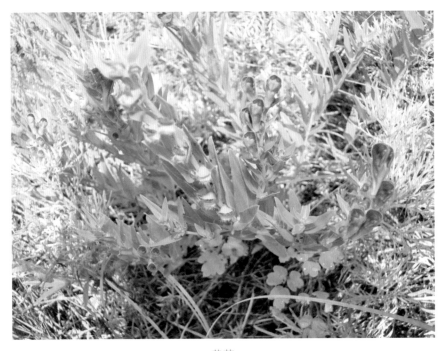

黄芩

（二）生态环境及分布区域

野生黄芩生长在向阳草坡地、休荒地上，我国主要分布在黑龙江、辽宁、吉林、内蒙古、河北、河南、甘肃、陕西、山西、山东、四川等地。呼伦贝尔市重点分布在阿荣旗、扎兰屯市和莫力达瓦达斡尔族自治旗等旗（市、区），2019年栽培面积达到2.93万亩。

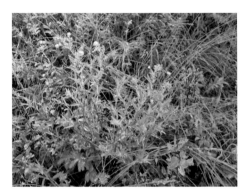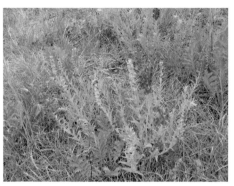

野生黄芩

三、种植技术

（一）选地整地

选择阳光充足、土层深厚、疏松肥沃、排水良好的中性或偏碱性壤土、沙壤土。宜秋整地，结合整地，每亩施腐熟的有机肥3～4吨。施后适时深耕25～30厘米，整平耙细，做成宽1.2米的高畦备用。

（二）种子处理及播种

1.种子处理

选择新鲜、饱满、表面不带病菌虫卵的黄芩种子。为加快黄芩出苗，播种前可进行种子催芽处理。催芽时可将种子用40～45℃的温水浸泡5～6小时或冷水浸泡10小时，捞出后在20～25℃的条件下保湿催芽，待部分种子萌芽后即可播种。

2.播种

播种方式可分直播与育苗移栽两种，以直播生产的黄芩质量好、产量

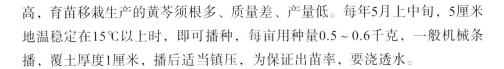

高，育苗移栽生产的黄芩须根多、质量差、产量低。每年5月上中旬，5厘米地温稳定在15℃以上时，即可播种，每亩用种量0.5～0.6千克，一般机械条播，覆土厚度1厘米，播后适当镇压，为保证出苗率，要浇透水。

（三）田间管理

1. 间苗、定苗与补苗

苗高5厘米时，进行间苗，去掉弱苗，苗高10厘米时，按株距10厘米定苗，亩保苗13 000～15 000株。结合间定苗，对严重缺苗部位进行移栽补苗，注意带土移栽，栽前或栽后浇水，确保成活。

2. 中耕除草

出苗后结合间苗、定苗等农事操作，经常松土除草。第一年通常进行3～4次。第二年以后，每年春季返青前，结合清洁田园搂地松土，返青后视情况中耕除草1～2次，封垄后停止中耕除草，生长后期，人工拔除大草即可。

3. 剪花枝

对不采收种子的地块，可于现蕾后开花前，选择晴天上午，分批剪去所有花枝，以减少地上部养分消耗，促进养分向根部运输，提高产量。

4. 病虫害防治

预防为主，综合防治。选用抗病、抗逆性强的栽培品种，培育健壮适龄黄芩苗，结合中耕培土提高植株抗病能力。

（1）叶枯病。高温多雨季节发病重。主要为害下部叶片，先从叶尖或叶缘开始，然后向内延伸成不规则黑褐色病斑，自下而上蔓延，如果防治不及时，很快由点、片发展到全田，严重时叶片脱落，植株枯死。防治方法：冬季处理病残株，消灭越冬菌源。发病初期用1∶1∶120波尔多液喷雾，每7～10天1次，连喷2～3次。

（2）虫害。主要为地老虎和蛴螬，可用50%辛硫磷乳油稀释500倍液浇灌土壤。

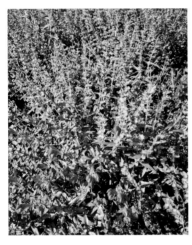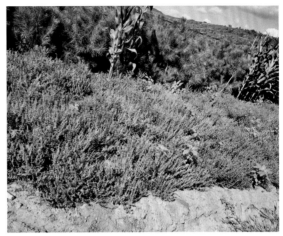

黄芩

四、采收与加工

生长2～3周年后收获，春、秋两季均可收获。采收时注意要深挖，防止断根。挖出后，除去茎叶和泥土，晒至四五成干时，撞掉全部老皮，再晒至全干，也可以半干时切片后晒干，注意不可淋雨，否则机械破损处会变绿变黑，影响质量。

五、贮藏

应贮存在清洁、干燥、通风的地方。夏季易受潮变色和虫蛀，夏季到来前，应按垛或按件密封保藏，一旦发现受潮或轻度霉变，立即翻垛、通风或晾晒。

第八节　五味子

五味子为木兰科植物五味子［*Schisandra chinensis*（Turcz.）Baill.］的干燥成熟果实，习称"北五味子"。秋季果实成熟时采摘，晒干或烘干，除去果梗和杂质。

一、药材

（一）性状

呈不规则的球形或扁球形，直径5～8毫米，表面皱缩，红色、紫红色或暗红色，显油润，有的表面呈黑红色或出现"白霜"；果肉柔软，气微，味酸；种子1～2粒，肾形，表面棕黄色，有光泽，种皮薄而脆，种子破碎后，有香气，味辛、微苦。

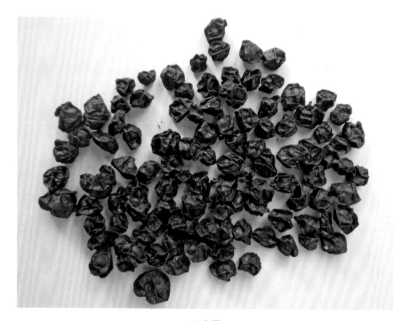

五味子

（二）药材质量检测

检查：杂质不得过1%。

水分不得过16.0%。

总灰分不得过7.0%。

五味子醇甲不得少于0.40%。

（三）性味与归经

酸、甘，温。归肺、心、肾经。

（四）功能与主治

收敛固涩，益气生津，补肾宁心。用于久嗽虚喘，梦遗滑精，遗尿尿频，久泻不止，自汗盗汗，津伤口渴，内热消渴，心悸失眠。

二、原植物

（一）形态特征

多年生落叶木质藤本。幼枝红褐色，老枝灰褐色，皮孔明显，常起皱纹，片状剥落。叶互生、膜质，宽椭圆形、卵形、倒卵形、宽倒卵形或近圆形，先端急尖，基部楔形，上部边缘具胼胝质的疏浅锯齿，近基部全缘。花黄白色或粉红色。聚合果；小浆果红色，近球形或倒卵圆形，果皮具不明显腺点；种子1～2粒，肾形，种皮光滑，深褐色或红褐色，种脐明显凹入呈"U"形。

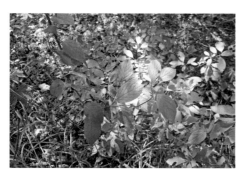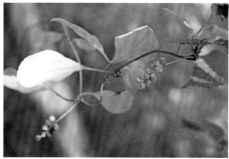

五味子

（二）生态环境及分布区域

野生五味子生长在沟谷、溪旁、山坡、林缘，我国主要分布在黑龙江、辽宁、吉林、内蒙古、河北、山西、甘肃、宁夏、山东等地。呼伦贝尔市重点分布在鄂伦春自治旗、阿荣旗、莫力达瓦达斡尔族自治旗、扎兰屯市等旗（市、区），2019年栽培面积达到0.28万亩。

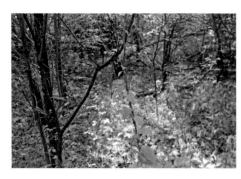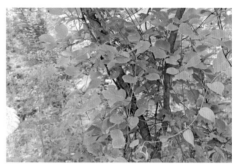

五味子

三、种植技术

（一）选种

在秋季收获期间，选择穗长、粒大、籽粒饱满、均匀性好的果穗作为种子，经晒干或阴干后，放在通风干燥处贮藏。

（二）种子处理

1. 室外处理

在冬季冻结前，用清水浸泡选做种子的果实，果肉涨起后，用手搓去果肉，去除瘪粒。再用清水浸泡种子5～7天，期间每天换一次清水。浸泡后，将种子捞出控干，用种子重量2～3倍的湿沙混合均匀，埋入室外深0.5厘米的坑中，上面覆盖10～15厘米厚的细沙，再盖上草帘子，进行低温处理。第二年5—6月即可裂口播种。

2. 室内处理

3月下旬，将种子移到室内，去除果肉，与2～3倍的湿沙混合均匀，装入木箱进行沙藏处理。5—6月即可裂口播种。

（三）播种与育苗

1. 育苗田的选择

选择地势平坦、水源充足、排水条件好、肥沃的腐殖土或沙壤土地块作为育苗田。育苗床宽1.2米，长度根据地块及操作方便而定，床土要有15厘米以上的疏松土层，每平方米均匀施入腐熟有机肥5～10千克，整平耙细即可播种。

2. 播种时间和方法

一般每年5月下旬至6月上旬播种，条播、撒播均可，覆土厚度1.5～3厘米，每亩用种量2～3千克；也可将当年采收的粒大、饱满、成熟度好的果实，去掉果肉和瘪粒后，于8月上旬至9月上旬播种新鲜种子。

3. 苗床管理

播种后，及时在苗床搭1～1.5米高的遮阳棚，棚上覆盖草帘，土壤湿度保持在30%～40%。当小苗长出2～3片真叶时，及时撤掉遮阳棚，保持苗床无杂草，第二年春季移栽定植。

4. 间苗

2片子叶完全展开时按株距15厘米进行，除去病苗弱苗，保留健壮大苗。

（四）移栽

1. 选地整地

选择土层深厚肥沃、排水良好的腐殖土或沙壤土地块。每亩施基肥1.5～2吨，整平耙细待用。

2. 定植

一般在5月下旬至6月上旬进行，行株距为120厘米×50厘米，定植穴深30～35厘米，直径30厘米，每穴定植1株。定植时，尽量使根系舒展，防止窝根。定植后踏实，灌足水，待水全部渗透后用土封严定植孔。15天后检查幼苗成活情况，如有缺苗立即补苗。

（五）田间管理

1. 肥水管理

五味子生长期需要足够的水分和营养，幼苗成活后，要经常浇水，保持土壤湿润，入冬前灌一次水，以利过冬。每年应追肥1～2次，第一次可在展叶期进行，第二次在开花后进行，一般在距植株根部30~50厘米处开15~20厘米深的环状沟，每株追施腐熟有机肥5~10千克，施后覆土。

2. 春剪枝

一般在枝条萌芽前进行，剪掉枯枝和过密的果枝，剪后枝条应疏密适宜，互不干扰。

3. 夏剪枝

一般在5月下旬至8月上旬进行，剪掉重叠枝、基生枝、膛枝、病虫枝等，同时对过密的新生枝也要疏掉或短截。

4. 秋剪枝

在落叶后进行，主要剪掉夏剪后的基生枝。注意不论何时进行剪枝，都应留2~3条健壮营养枝作为主枝，引蔓上架。

5. 搭架

移植后第二年即可搭架，可用水泥柱或角钢做立柱，用木杆或8号线在立柱上部拉一道横线，每个主蔓附近立一根直径3厘米左右、高2.5~3米的木杆，并用绳索固定在横线上，然后人工引蔓上架。

6. 松土与除草

要经常松土、除草，保持土壤疏松、无杂草，松土时应注意避免碰伤根系。

7. 培土

入冬前要在基部培土，以利越冬。

8. 病虫害防治

预防为主，综合防治。选用抗病、抗逆性强的栽培品种，培育壮苗。注意枝条的合理分布，为提高植株抗病能力，施肥时应适当增加磷、钾肥的比例。秋季及时清理病枝叶，集中烧毁或深埋，春季萌芽前，全园喷洒1次5度石硫合剂，生长期内喷施枯草芽孢杆菌等生物菌肥，结合中耕培土提高植株抗病能力。

四、采收与加工

一般在9月采收，选择果皮紫红色、籽粒饱满、成熟度好的果穗采收，采摘时轻拿轻放，避免损伤果穗。采收后，应将果穗及时晒干或烘干。选用烘干法加工时，开始时温度60℃左右，当果实半干时，降至40~50℃，当果实八成干时，日晒至全干。最后搓去果柄，挑出黑粒，入库贮藏。

五、贮藏

置于通风良好、干燥处贮藏，定期检查，防止霉变、潮湿、鼠害等发生。

第九节　金莲花

金莲花为毛茛科植物金莲花（*Trollius chinensis* Bunge）的干燥花。夏季花开时采收，晾干。

一、药材

（一）性状

花皱缩，展开后直径2~5.2厘米，萼片8~19，金黄色，倒卵形或椭圆状卵形，外层先端疏生三角形齿；花瓣13~22，棕色，线形，约与萼片等长；雄蕊多数；子房20多个聚合，花柱芒尖状。气微，味苦。

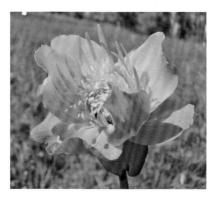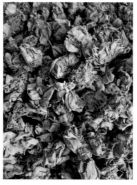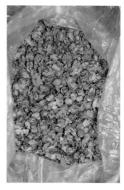

金莲花

（二）药材质量检测

检查：水分不得过11.0%。

总灰分不得过10.0%。

酸不溶性灰分不得过1.0%。

应含有藜芦酸（veratric acid）、藜芦酰胺（veratramide）、荭草苷（orientin）、牡荆苷（vitexin）等有效成分。

（三）性味与归经

苦，微寒。归肺、胃经。

（四）功能与主治

清热解毒，消肿，明目。用于咽喉肿痛，口疮，牙龈出血肿痛，目赤肿痛，耳痛，疔疮肿毒。

二、原植物

（一）形态特征

多年生草本。全株无毛，茎直立，不分枝或上部稍分枝，疏生2～4叶。基生叶近五角形，三全裂，先端急尖，边缘具不等大的三角形锐锯齿；茎生叶较小，互生，叶形与基生叶相似，生于茎下部的叶具长柄，上部叶具短柄或无柄。花两性，单朵顶生或2～3朵排列成稀疏的聚伞花序，金黄色。种子多数，黑褐色。

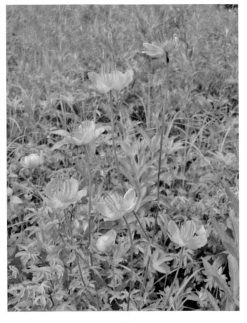

金莲花

（二）生态环境及分布区域

野生金莲花生长在山地草坡、疏林下或湿草甸，我国主要分布在辽宁、吉林西部、内蒙古东部、河北、山西、河南北部等地。呼伦贝尔重点分布在根河市、额尔古纳市、鄂伦春自治旗、牙克石市、鄂温克族自治旗等旗（市、区）。

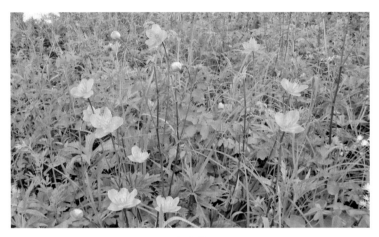

金莲花

三、种植技术

（一）选地整地

选择阳光充足、土层深厚、疏松肥沃、排水良好的壤土或沙壤土地块。宜秋整地，结合整地，每亩均匀撒施腐熟的有机肥2～3吨，整平耙细。

（二）播种

1. 种子处理

8月上旬金莲花种子开始成熟，采种时注意剪下的果实不要倒置，防止种子从顶部的小孔掉落，成熟种子黑色，有光泽，但新采的种子处于休眠状态，须进行沙藏处理，即0～4℃低温条件下，用种子重量5～10倍的、含水量50%～60%的湿沙与种子拌匀，装入木箱，埋在地下，入冬前盖草压土防冻，第二年春季化冻后取出。

2. 播种

一般每年5月中下旬进行，将沙藏处理后的种子与沙一起撒播或按10厘

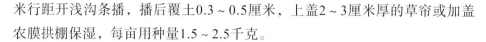

米行距开浅沟条播，播后覆土0.3～0.5厘米，上盖2～3厘米厚的草帘或加盖农膜拱棚保湿，每亩用种量1.5～2.5千克。

3. 移栽

播种一年后，于第二年早春化冻后移栽，按株距20～25厘米，行距30～35厘米定植。

（三）分株繁殖

秋季植株枯黄后采挖，将挖出的根状茎进行分株，每株留1～2个芽，株行距同播种。栽后用土压严，浇水。

（四）田间管理

1. 中耕除草

生长前期经常除草松土，确保畦内无杂草。封垄后不再松土除草。

2. 排水灌溉

苗期不耐旱，应经常浇水，保持土壤湿润，雨季注意及时排水防涝。

3. 追肥

出苗返青后每亩追施尿素10千克，以提苗；6—7月每亩可追施磷酸铵颗粒肥30～40千克；冬季地冻前每亩应施有机肥1.5～2吨。每次都应开沟追肥，施肥后覆土。

4. 病虫害防治

预防为主，综合防治。选用抗病、抗逆性强的栽培品种，培育健壮适龄金莲花苗，生长期内喷施枯草芽孢杆菌等生物菌肥，结合中耕培土提高植株抗病能力。

（1）花枯病。加强田间管理，保证土壤湿润，气温高于28℃或遇干热风天气要及时浇水，降温保湿。

（2）蛴螬和蝼蛄。可用50%辛硫磷乳油稀释500倍液灌根。

（3）蚜虫。可于发病初期用0.3%苦参碱乳剂800～1 000倍液喷雾防治，或用10%吡虫啉可湿性粉剂2 000倍液、4.5%高效氯氰菊酯乳油1 500倍液交替喷雾防治。

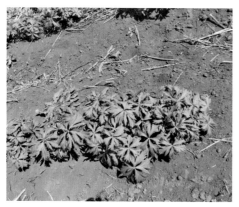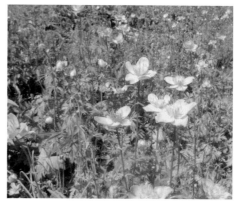

金莲花

四、采收与加工

种子繁殖的植株播后第二年有少量开花，第三年大量开花，分株繁殖的植株当年即可大量开花。在花开后2～3天及时采摘，晒干或晾干后，即可供药用。

五、贮藏

应贮存在清洁、干燥、通风的地方。

第十节　返魂草

返魂草为菊科植物麻叶千里光（*Senecio cannabifolius* Less.）的干燥茎叶。夏、秋季采收开花期植物的茎叶，除去泥土，阴干。

一、药材

（一）性状

本品呈长圆锥形或长圆柱形，下部渐细，有的略弯曲，长15～30厘米，直径0.5～2厘米。表面灰棕色或棕褐色，粗糙，有纵皱纹、多数横长皮孔样突起及点状的细根痕。根头部有明显密集的环纹，有的环纹上残存棕褐色毛状叶基。体轻，质松，易折断，断面不平坦，皮部棕黄色至棕色，有裂隙，木部黄色。气特异，味微甘。

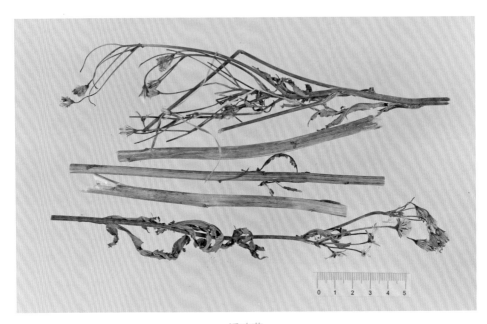

返魂草

（二）药材质量检测

检查：水分不得过10.0%。

总灰分不得过6.5%。

酸不溶性灰分不得过1.5%。

绿原酸、金丝桃苷总量不得少于0.24%。

（三）性味与归经

苦，平。入心经。

（四）功能与主治

清热解毒。用于瘀血肿痛、闪挫扭伤、金伤、跌打损伤、咽喉肿痛等症。

二、原植物

（一）形态特征

多年生草本。高达100~200厘米，根状茎斜生，须根多数、茎直立、无毛，上部多分枝，单叶互生，叶柄短，基部有两个小耳，中部叶较大，两面无毛，羽状或近掌状深裂，夏、秋季开花，头状花序多数，伞房状排列，舌状花8~10个，黄色。瘦果圆柱形，有纵沟，冠毛污黄白色。

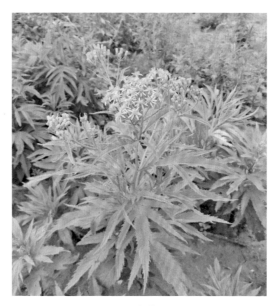

返魂草

（二）生态环境及分布区域

野生返魂草生长于阴湿山坡林下、林缘边、河套岸边及路旁湿地处，我国主要分布在黑龙江、吉林、辽宁、内蒙古、河北、安徽等地。呼伦贝尔重点分布在牙克石市、额尔古纳市、根河市、鄂伦春自治旗等旗（市、区）。17世纪初，生活在鄂伦春自治旗的鄂伦春族人及嫩江流域的达斡尔族人用野生返魂草治疗哮喘、肺炎，效果明显。20世纪初修正药业每年秋季来牙克石市、额尔古纳市、根河市收购野生返魂草，因为花期采收，返回自然地里的种子越来越少，导致野生资源越来越少，市场需求较大，由于野生资源受到严重破坏，加之连续采收，使返魂草在面积上和产量上逐年下降。20世纪中叶根河市、牙克石市药材收购人开始进行野生返魂草驯化栽培，但终因没能突破种子发芽率低、幼苗成活率低等技术难关而进展缓慢。20世纪末吉林省通化市驯化成功，返魂草种植面积不断扩大，牙克石市金岭中药协会从吉林省引进种植技术获得成功，种植面积不断扩大，据统计2019年呼伦贝尔种植面积达到1.7万亩。

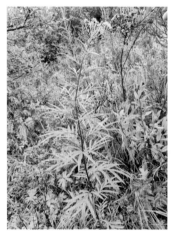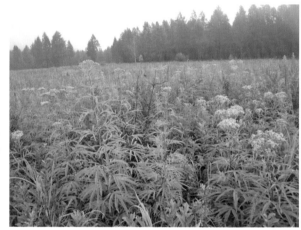

野生返魂草

三、种植技术

返魂草种子较小，种子发芽需要充足的水分、适宜的温度和遮阴，幼苗生长需要精细管理，但往往因大田面积较大，管理较困难，大田的幼苗生长经常因干旱、病虫等原因成活率较低，生产上返魂草一般是育苗移栽。

（一）育苗

1. 苗床准备

选择交通便利、排水良好的含腐殖质多的黑钙土为苗田，苗田每亩施入4吨腐熟农家肥，结合土壤肥力施入缓释磷钾肥。利用机械起苗床做畦，一般苗床宽80厘米，长度根据地块及操作方便而定。

2. 播种

每年春天，5月末开始播种，播种量每亩2.0～2.5千克，一般机械撒播或条播，覆土压实，均匀撒上约2厘米厚的干草，浇透水，防止风吹干地面，保持土壤湿润，利于种子发芽和幼苗成活。播种后10天左右开始出苗，当出苗率达到70%时，应加强观察和管理，及时拔除杂草和病苗弱苗，苗期追施叶面肥2次。

3. 种苗准备

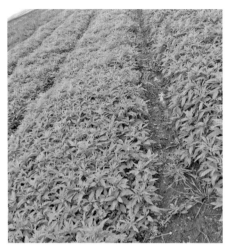

返魂草当年苗田

每年9月中旬，初霜期过后，开始起苗，选顶芽饱满、根系发达的根茎作为种苗，除去病苗、弱苗，保留健壮苗，为了生长一致，按照种苗根茎大小进行分级，待定植使用。

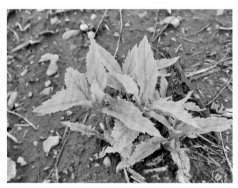
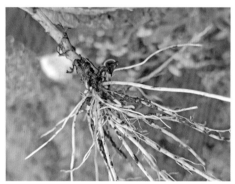

返魂草当年苗

（二）移栽定植

1. 起垄

一般每年8月中旬开始机械起垄，为了便于机械化操作，一般垄面宽65厘米，垄高30厘米，垄间距40厘米。

2. 移栽定植

定植时选顶芽饱满、根系发达的根茎作为种苗，定植前剪去过多须根，仅留根茎周围粗壮的须根，种苗根部蘸草木灰后，一般按照株距20～25厘米进行定植，每亩保苗5 500～6 000株，定植后浇透水。

3. 田间管理

第二年春天开始缓苗返青，加强田间管理，及时除去杂草。作为药材进行种植，为了保障药材的安全性，建议在种植及采收加工过程中，禁止施用除草剂、化学农药，科学合理施用有机肥及生物菌肥。

4. 中耕除草

禁止使用除草剂，每年采用机械结合人工进行除草，除草时结合中耕培土2～3次，防止幼苗倒伏。

5. 病虫害防治

预防为主，综合防治。选用抗病、抗逆性强的栽培品种，培育健壮适龄种苗。

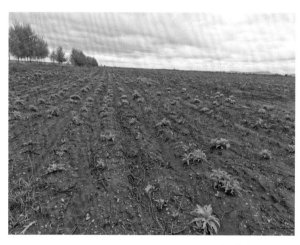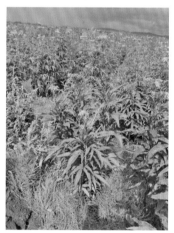

返魂草

四、采收与加工

返魂草当年种植即可采收，但为促进根系及芽苞发育，最好当年不采收或秋季结冻前采收，第二年秋开始采收为佳，其产量和质量均好，一般夏末返魂草初花期时即可割收，常常将返魂草割倒后不收起，在原地里放2~3天，利于有效成分形成和转化。3天后将割倒的返魂草机械收起，运到晾晒场进行晾晒，晾晒到七八成干后放到通风干燥阴凉处继续干燥，直到符合要求，分级打捆，进行包装。

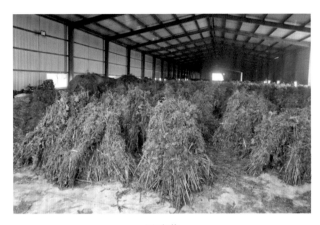

返魂草

五、贮藏

将包装好的返魂草放在阴凉干燥专用库房内保存。

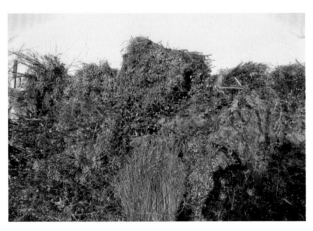

返魂草

第十一节　益母草

益母草为唇形科植物益母草（*Leonurus japonicus* Houtt.）的新鲜或干燥地上部分，鲜品春季幼苗期至初夏花前期采割，干品夏季茎叶茂盛、花未开或初开时采割，晒干，或切段晒干。

一、药材

（一）性状

1. 鲜益母草

幼苗期无茎，基生叶圆心形，5～9浅裂，每裂片有2～3钝齿。花前期茎方柱形，上部多分枝，四面凹下成纵沟，长30～60厘米，直径0.2～0.5厘米；表面青绿色；质鲜嫩，断面中部有髓。叶交互对生，有柄；叶片青绿色，质鲜嫩，揉之有汁；下部茎生叶掌状3裂，上部叶羽状深裂或浅裂成3片，裂片全缘或具少数锯齿。气微，味微苦。

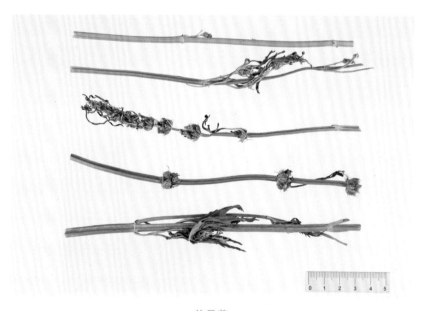

益母草

2.干益母草

茎表面灰绿色或黄绿色；体轻，质韧，断面中部有髓。叶片灰绿色，多皱缩、破碎，易脱落。轮伞花序腋生，小花淡紫色，花萼筒状，花冠二唇形。切段者长约2厘米。

（二）药材质量检测

检查：水分不得过13.0%。

总灰分不得过11.0%。

盐酸水苏碱不得少于0.5%。

盐酸益母草碱不得少于0.05%。

（三）性味与归经

苦、辛，微寒。归肝、心包、膀胱经。

（四）功能与主治

活血调经，利尿消肿，清热解毒。用于月经不调，痛经闭经，恶露不尽，水肿尿少，疮疡肿毒。

二、原植物

（一）形态特征

二年生草本植物。茎直立，钝四棱形，有倒向糙伏毛，多分枝，或仅于茎中部以上有能育的小枝条；叶轮廓变化很大，茎下部叶轮廓为卵形，基部宽楔形掌状3裂，茎中部叶轮廓为菱形，较小，通常分裂成3个或偶有多个长圆状线形的裂片；轮伞花序腋生，具8～15花，花冠粉红至淡紫红色。

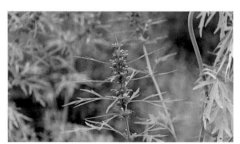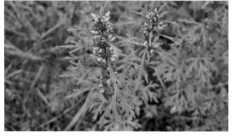

益母草

（二）生态环境及分布区域

野生益母草喜欢阳光，多生长在向阳的沙质荒草地、山坡草地、野荒地、路旁、田埂，成片生长，我国主要分布在黑龙江、吉林、辽宁、内蒙古、河北、安徽、江苏、四川等地。呼伦贝尔市重点分布在扎兰屯市、额尔古纳市、海拉尔区、鄂温克族自治旗等旗（市、区）。据统计2019年呼伦贝尔种植面积达到1.7万亩。

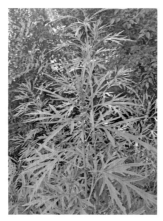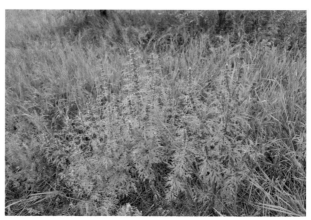

野生益母草

三、种植技术

（一）选地整地

益母草喜温暖湿润气候，喜阳光，对土壤要求不严，一般土壤和荒山坡地均可种植，以肥沃的土壤最佳，需要充足的水分，但怕涝，不宜积水。播种前整地，每亩施堆肥或腐熟有机肥3~4吨，施后耕翻，耙细整平。

（二）种子处理及播种

1.种子处理

选用当年新鲜的、发芽率在80%以上的种子。播种前将种子混入草木灰或细土杂肥，再用腐熟有机肥和新高脂膜拌种，以驱避地下病虫，隔离病毒感染，加强呼吸强度，提高种子发芽率。

2. 播种

益母草一般采用种子繁殖，以直播方法种植，育苗移栽者亦有，但产量较低，仅为直播的60%，故多不采用。

每年春天，5月末开始播种。条播提前做宽1.3米的高畦，穴播可不做畦，但均要根据地势，因地制宜地开好大小排水沟。条播在畦上按25厘米，开浅沟播种；穴播按行距25厘米，穴距20厘米，深3～5厘米，开浅穴播种。每亩播种量穴播一般0.5～1千克，条播一般1～1.5千克。播后覆土压实，用新高脂膜600～800倍液在土壤表面喷雾，可以保墒，防晒抗旱、防止土层板结，窒息和隔离病虫源，提高出苗率。

（三）田间管理

1. 间苗、定苗、补苗

苗高5厘米左右开始间苗，以后陆续进行2～3次，当苗高15～20厘米时定苗。条播按株距10厘米错株留苗，穴播每穴留苗2～3株。间苗时发现缺苗，及时移栽补苗。

2. 中耕除草

结合间苗定苗进行中耕除草，一般进行3次，分别在苗高5厘米、15厘米、30厘米时进行。注意耕翻不要过深，以免伤根；幼苗期中耕，要保护好幼苗，防止被土块压迫，更不可碰伤苗茎；最后一次中耕后，要培土护根。

3. 追肥

每次中耕除草后，要追肥一次，以氮肥最佳，用尿素、硫酸铵、饼肥或腐熟有机肥均可，追肥时要注意浇水，切忌肥料过浓。施饼肥时，要打碎用水腐熟透，加水稀释后再施用。雨季雨水集中时，要注意排水，防止积水。

4. 病虫害防治

预防为主，综合防治。选用抗病、抗逆性强的栽培品种，培育健壮适龄种苗，结合中耕培土提高植株抗病能力。

四、采收与加工

一般选在晴天露水干后开始采收，鲜益母草在夏季植株出现花蕾前开始采割，去除杂质，放在阴凉处备用；用于晾晒干品的益母草在夏季茎叶茂盛、出现花蕾，花没有开放或初开时采割，晒干，或切段晒干。

五、贮藏

干益母草贮存在干燥处，鲜益母草贮存在阴凉处。

第十二节　蒲公英

蒲公英为菊科植物蒲公英（*Taraxacum mongolicum* Hand.-Mazz.）、碱地蒲公英（*Taraxacum borealisinense* Kitam.）或同属数种植物的干燥全草。春至秋季花初开时采挖，除去杂质，洗净，晒干。

一、药材

（一）性状

呈皱缩卷曲的团块。根呈圆锥状，多弯曲，长3~7厘米，表面棕褐色，抽皱；根头部有棕褐色或黄白色的茸毛，有的已脱落。叶基生，多皱缩破碎，完整叶片呈倒披针形，绿褐色或暗灰绿色，先端尖或钝，边缘浅裂或羽状分裂，基部渐狭，下延呈柄状，下表面主脉明显。花茎1至数条，每条顶生头状花序，总苞片多层，内面一层较长，花冠黄褐色或淡黄白色。有的可见多数具白色冠毛的长椭圆形瘦果。气微，味微苦。

（二）药材质量检测

检查：水分不得过13.0%。

菊苣酸不得少于0.45%。

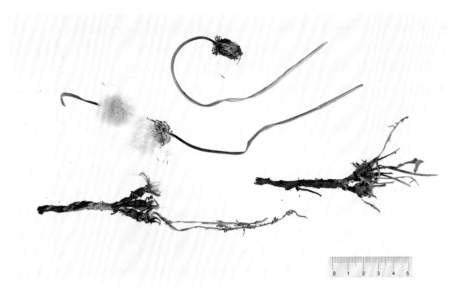

蒲公英

（三）性味与归经

苦、甘，寒。归肝、胃经。

（四）功能与主治

清热解毒，消肿散结，利尿通淋。用于疔疮肿毒，乳痈，瘰疬，目赤，咽痛，肺痈，肠痈，湿热黄疸，热淋涩痛。

二、原植物

（一）形态特征

多年生草本。属直根系，主根粗大，根系再生能力强。叶成莲座状，为根出叶，呈披针形或倒披针形，淡绿色至紫红色。茎叶肉含白色乳汁，整体光滑，叶片柔软。花梗由根茎先端伸出，单一，中空，顶端生头状花，多为黄色或白色。瘦果倒卵状披针形，暗褐色，上部具小刺，下部具成行排列的小瘤，冠毛白色。

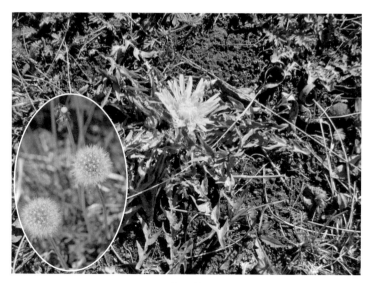

蒲公英

（二）生态环境及分布区域

　　野生蒲公英生长在山坡草地、路边、田野、河岸沙质地、沟边，我国主要分布在江苏、湖北、河南、安徽、浙江、黑龙江、吉林、辽宁、内蒙古、河北、山西、陕西、甘肃、青海、山东、浙江、福建北部、台湾、湖南、广东北部、四川、贵州、云南等地。呼伦贝尔市各旗（市、区）均有分布。

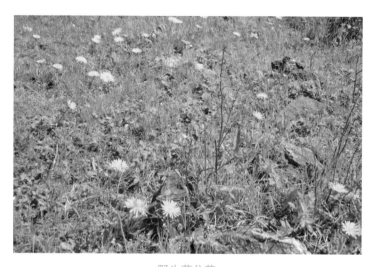

野生蒲公英

三、种植技术

（一）选地

选择向阳、肥沃、排水良好的沙壤土地。

（二）移根栽种

1. 根的选择与处理

在清明前后，挖取隔年生植株的宿根，贮存在潮湿的细沙中备用。

2. 整地、施基肥

宜秋整地，结合整地，每亩施腐熟有机肥2吨，整细耙平，做宽1.2米、高20～25厘米的畦，畦上按15厘米间距开沟待播。

3. 移栽

春季土壤化冻后，按株距10厘米移栽，覆土深度以短缩茎露出土表为好，压严，浇水，覆地膜。

4. 栽后管理

保持土壤湿润，温度保持在15～18℃，通常3～5天可出苗。出苗后揭开地膜，松土，如遇干旱及时浇水，结合浇水每亩追施10千克尿素。

（三）种子繁殖

1. 种子处理

应使用新种子播种。将采收的种子搓擦风选，去掉瘪粒和冠毛，然后在10～15℃条件下催芽。

2. 播种

播种前先整地做畦，畦宽1.2米，在畦面按沟距12厘米，开宽10厘米的浅沟，将催好芽的种子播种在沟内，播后覆0.3～0.5厘米厚的土，覆地膜。

3. 间苗

当2片子叶完全展开时，按株距3～5厘米进行间苗，除去病苗弱苗，保留健壮大苗，再经过20～30天按株距8～10厘米，进行定苗。

（四）田间管理

1.除草

苗期注意及时拔除杂草。

2.肥水管理

当年追施1~2次速效氮肥，第二年开花前与结籽后各浇水施肥一次。

3.清理田园

每年秋季，及时清理掉枯黄的地上部分，集中深埋或焚烧，阻止病虫害越冬。

4.病虫害防治

预防为主，综合防治。选用抗病、抗逆性强的栽培品种，培育壮苗，生长期内喷施枯草芽孢杆菌等生物菌肥，加强田间管理，提高植株抗病虫害能力。可用5%辛硫磷颗粒1~1.5千克与15~30千克细土混匀后撒入地面，防治蝼蛄、地老虎。

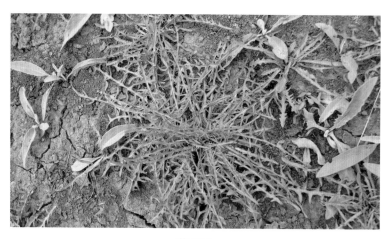

蒲公英

四、采收与加工

在春至秋季花初开时，连根挖出，除去杂质，洗净泥土，切段晒干或晾干。

五、贮藏

应贮存在清洁、干燥、通风的地方，注意防潮、防虫蛀。

第十三节　黄　精

黄精为百合科植物滇黄精（*Polygonatum kingianum* Coll.et Hemsl.）、黄精（*Polygonatum sibiricum* Red.）或多花黄精（*Polygonatum cyrtonema* Hua.）的干燥根茎。按形状不同，习称"大黄精""鸡头黄精""姜形黄精"。春、秋两季采挖，除去须根，洗净，置沸水中略烫或蒸至透心，干燥。

一、药材

（一）性状

大黄精呈肥厚肉质的结节块状，结节长可达10厘米以上，宽3~6厘米，厚2~3厘米。表面淡黄色至黄棕色，具环节，有皱纹及须根痕，结节上侧茎痕呈圆盘状，圆周凹入，中部突出。质硬而韧，不易折断，断面角质，淡黄色至黄棕色。气微，味甜，嚼之有黏性。

鸡头黄精呈结节状弯柱形，长3~10厘米，直径0.5~1.5厘米。结节长2~4厘米，略呈圆锥形，常有分枝。表面黄白色或灰黄色，半透明，有纵皱纹，茎痕圆形，直径5~8毫米。

姜形黄精呈长条结节块状，长短不等，常数个块状结节相连。表面灰黄色或黄褐色，粗糙，结节上侧有突出的圆盘状茎痕，直径0.8~1.5厘米。

味苦者不可药用。

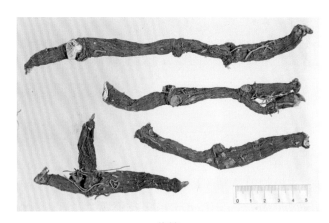

黄精

（二）药材质量检测

检查：水分不得过18.0%。

总灰分不得过4.0%。

黄精多糖以无水葡萄糖计不得少于7.0%。

（三）性味与归经

甘，平。归脾、肺、肾经。

（四）功能与主治

补气养阴，健脾，润肺，益肾。用于脾胃气虚，体倦乏力，胃阴不足，口干食少，肺虚燥咳，劳嗽咳血，精血不足，腰膝酸软，须发早白，内热消渴。

二、原植物

（一）形态特征

多年生草本。根茎横走，圆柱状，结节膨大。叶轮生，无柄，每轮4～6片；叶片条状披针形，先端渐尖并拳卷。花腋生，下垂，2～4朵呈伞形花丛，基部有膜质小苞片，钻形或条状披针形；花被筒状，白色至淡黄色。浆果球形，成熟时紫黑色。

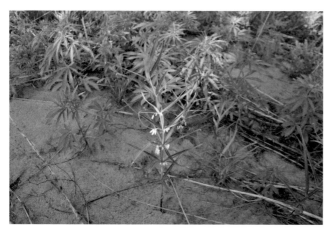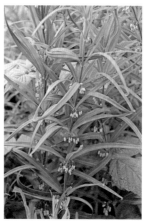

黄精

（二）生态环境及分布区域

野生黄精生长在林下、灌丛或山坡阴处，我国主要分布在黑龙江、辽宁、吉林、内蒙古、河北、山西、甘肃东部、宁夏、河南、浙江西北部、安徽东部等地。呼伦贝尔市各旗（市、区）均有分布。

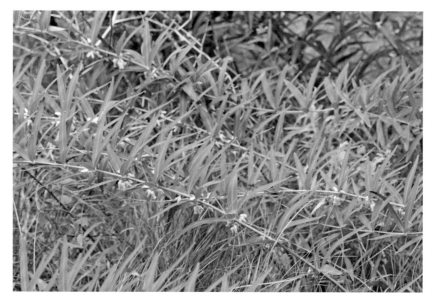

野生黄精

三、种植技术

（一）选地整地

选择土层深厚、土质疏松肥沃、保水力好的壤土或沙壤土，最好选择湿润、有充分荫蔽的地块。结合整地每亩施腐熟农家肥2吨，整平耙细，做1.2米宽的畦备播。

（二）繁殖方式

1. 根状茎繁殖

于秋季或春季萌发前，选取1~2年生健壮、无病虫害的植株根茎，将先端幼嫩部分按每段3~4节截成数段，伤口稍加晾干，按行距22~24厘米，株距10~16厘米，深5厘米栽种，覆土后稍加镇压，浇水。秋季种植的应加盖一层圈肥或秸秆保暖。

2. 种子繁殖

秋季种子成熟后，立即选取饱满的种子，与细沙以1：3的比例均匀混合，进行沙藏处理，置于背阴处30厘米深的坑内。第二年5月上旬筛出种子，按行距12~15厘米条播在畦面上，覆土厚1.5厘米，稍微镇压后浇水，覆盖一层稻草或秸秆保湿，出苗前去掉，苗高6~9厘米时，过密处适当间苗，一年后即可移栽。

（三）田间管理

1. 中耕除草

生长期要经常中耕除草，注意要浅锄，并适当培土。生长后期可以拔除杂草。

2. 水肥管理

如种植在向阳、干旱的地块或天气干旱时要及时浇水，如遇阴雨天积水要及时排水。前3次中耕后，结合中耕除草追肥，每亩用有机肥1.5吨、过磷酸钙50千克、饼肥50千克混合均匀后，在行间开沟施入，施肥后覆土。

3. 病虫害防治

预防为主，综合防治。选用抗病、抗逆性强的栽培品种，培育壮苗，生长期内喷施枯草芽孢杆菌等生物菌肥，加强田间管理，提高植株抗病能力。

四、采收与加工

春、秋两季采收均可，以秋季采收质量最好。栽植3～4年后，秋季地上部枯萎后或春季萌芽前采挖根茎，除去残存茎秆、烂疤、须根，用清水洗净后，用蒸笼蒸至透心或用沸水略烫后，烘干或晒干。

五、贮藏

置于阴凉通风干燥处贮存，注意防霉、防虫。

第十四节　玉　竹

玉竹为百合科植物玉竹 [*Polygonatum odoratum* (Mill.) Druce] 的干燥根茎。秋季采挖，除去须根，洗净，晒至柔软后，反复揉搓，晾晒至无硬心，晒干；或蒸透后，揉至半透明，晒干。

一、药材

（一）性状

呈长圆柱形，略扁，少有分枝，长4～18厘米，直径0.3～1.6厘米，表面黄白色至淡黄棕色，半透明，具纵皱纹和微隆起的环节，有白色圆点状的须根痕和圆盘状茎痕，质硬而脆或稍软，易折断，断面角质样或显颗粒状。气微，味甜，嚼之发黏。

（二）药材质量检测

检查：水分不得过16.0%。

总灰分不得过3.0%。

玉竹多糖以葡萄糖计不得少于6.0%。

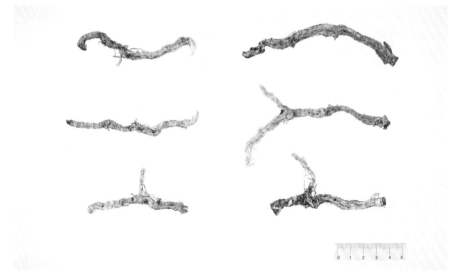

玉竹

（三）性味与归经

甘，微寒。归肺、胃经。

（四）功能与主治

养阴润燥，生津止渴。用于肺胃阴伤，燥热咳嗽，咽干口渴，内热消渴。

二、原植物

（一）形态特征

多年生草本。根茎肉质圆柱形，散生须根；地上茎直立或倾斜，具纵棱，光滑无毛，绿色，稍带紫色斑；叶互生，椭圆形至卵状矩圆形，全缘或具钝齿，先端尖，上面光滑，绿色，下面带灰白色，下面脉上平滑至呈乳头状粗糙；花序腋生，具1~4朵花（在栽培情况下，可多至8朵），总花梗下垂，绿白色；浆果蓝黑色，具7~9粒种子。

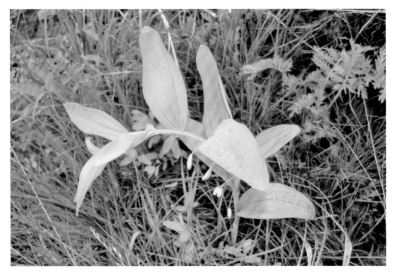

玉竹

（二）生态环境及分布区域

　　野生玉竹生于凉爽、湿润、无积水的山野疏林或灌丛中，我国主要分布在黑龙江、吉林、辽宁、河北、山西、内蒙古、甘肃、青海、山东、河南、湖北、湖南、安徽、江西、江苏、台湾等地。呼伦贝尔市主要分布在额尔古纳市、根河市、扎兰屯市、阿荣旗、莫力达瓦达斡尔族自治旗、鄂伦春自治旗、牙克石市、鄂温克族自治旗南部、新巴尔虎左旗等旗（市、区）。

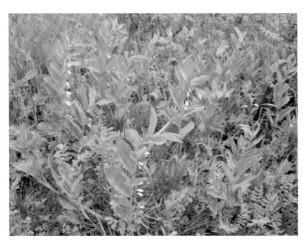
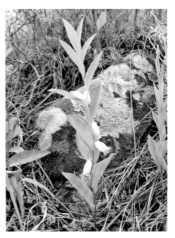

玉竹

三、种植技术

（一）选地整地

对土壤要求不严格，以阳光充足、土层深厚、土质肥沃疏松、排水良好的向阳地最好。对前茬作物无要求。一般前茬作物收获后即可整地，深翻25～30厘米，结合翻地，每亩施腐熟有机肥2～3吨，将肥料撒于土壤表面，随整地翻入，耙细整平，做畦。

（二）根茎繁殖

1.种茎的选择

于秋季收获时，选当年生长的顶芽饱满、皮色黄白、须根较多的根茎作种栽，2～3节切成一段，每段带芽1～2个。注意随挖随栽，如遇雨天不能及时栽植时，为防止种栽干枯、霉烂，须将种栽摊放于室内背风阴凉处。

2.栽植

春、秋两季均可。一般采用横畦开宽沟栽培，在畦两端留15～20厘米的畦头，栽植沟宽根据种栽的长度而定，一般5～10厘米，沟深7～10厘米，开好沟后按芽头一左一右、株距8～15厘米将种栽横向摆在沟底，覆土5～7厘米，栽完第一行，按行距30厘米开第二沟，直到畦的另一端，注意栽植沟底要平。栽植后要稍加镇压，搂平畦面。

（三）田间管理

1.中耕除草

出苗后要及时除草，做到见草就除，注意中耕要浅。到第三年，只能拔草不能中耕。

2.追肥

栽植的第二年春季，植株长到10厘米左右时，在行间开浅沟，每亩施腐熟有机肥1吨；夏末秋初每亩施过磷酸钙6～10千克；地上部枯萎时，在畦面上施一层2～4厘米厚的腐熟有机肥，或覆盖落叶1层。

3. 培土

及时培土，保护根茎正常生长。

4. 水分管理

生长过程中，保持土壤湿润，但又不积水。遇干旱要及时浇水，雨季要排水防涝。

5. 病虫害防治

预防为主，综合防治。选用抗病、抗逆性强的栽培品种，培育健壮适龄玉竹苗。生长期内喷施枯草芽孢杆菌等生物菌肥，结合中耕培土提高植株抗病能力。

四、采收与加工

栽植后的第三年秋季可以收获。收获前先将地上部茎叶割掉，运出田外，再采挖根茎，注意尽量避免伤及根茎。挖出的根茎选出种栽后，抖去泥土，在阳光下暴晒3～4天后表皮变软时，搓掉须根，继续晾晒至表皮变黄，用手揉搓或用脚反复踩揉，直至无硬心，晒干；或者将玉竹用笼屉蒸透再晒，边晒边揉，揉至透明，晒干。

五、贮藏

将按根茎大小分级包装的玉竹药材放在阴凉干燥的专用库房内保存，注意防霉，防虫。

第十五节 白头翁

白头翁为毛茛科植物白头翁 ［*Pulsatilla chinensis*（Bge.）Regel］的干燥根。春、秋两季采挖，除去泥沙，干燥。

一、药材

（一）性状

呈类圆柱形或圆锥形，稍扭曲，长6~20厘米，直径0.5~2厘米。表面黄棕色或棕褐色，具不规则纵皱纹或纵沟，皮部易脱落，露出黄色的木部，有的有网状裂纹或裂隙，近根头处常有朽状凹洞。根头部稍膨大，有白色茸毛，有的可见鞘状叶柄残基。质硬而脆，断面皮部黄白色或淡黄棕色，木部淡黄色。气微，味微苦涩。

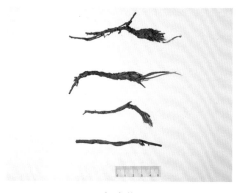

白头翁

（二）药材质量检测

检查：水分不得过13.0%。

总灰分不得过11.0%。

酸不溶性灰分不得过6.0%。

白头翁皂苷不得少于4.6%。

（三）性味与归经

苦，寒。归胃、大肠经。

（四）功能与主治

清热解毒，凉血止痢。用于热毒血痢，阴痒带下。

二、原植物

（一）形态特征

多年生草本。全株被白色柔毛。根状茎粗壮。基生叶4～5片，通常在开花时刚刚生出，有长柄；叶片宽卵形，表面变无毛，背面有长柔毛；叶柄有密长柔毛。花直立钟状，萼片蓝紫色。聚合果，瘦果纺锤形，扁，有长柔毛。

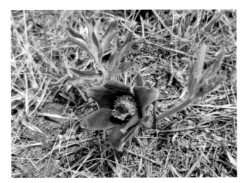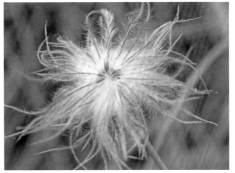

白头翁

（二）生态环境及分布区域

野生白头翁生长在平原和低山山坡草丛中、林边或干旱多石的坡地，我国主要分布在吉林、黑龙江、内蒙古、辽宁、四川局部地区、湖北北部、江苏、安徽、河南、甘肃南部、陕西、山西、山东、河北局部等地，呼伦贝尔市各旗（市、区）均有分布。

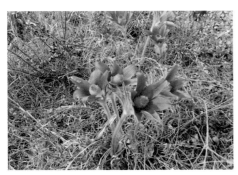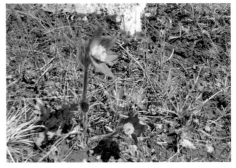

白头翁

三、种植技术

（一）育苗移栽

1. 苗床准备

选择地势较高、排水良好的朝阳地块种植，土质最好是疏松透气的沙壤土，壤土亦可。根据实际的土壤肥力，结合整地施入充分腐熟的农家肥2~3吨，配合施入少量化肥。翻地深30~35厘米，翻地后耙细，做成高15~20厘米、宽1.0~1.2米的畦，并且使畦面成略微凸起的待播种状态。

2. 种子处理

用温水浸泡4~6小时，期间可换一次水，然后捞出控干水分，在25~30℃条件下催芽，每天早晚用25~26℃的温水冲洗种子，以防种子变质发霉，4~6天后有60%种子露白时即可播种。

3. 播种

将催芽种子在床面上进行条播，播种行距掌握在3~5厘米，播后用细土覆盖，覆土厚度以刚好盖住种子为宜，播后浇透水，用无纺布、草帘子等覆盖保温、保湿。每亩用种量2.5千克左右。

4. 移栽

在播种的第二年早春，赶在幼苗萌芽前进行移栽，移栽株距10厘米，行距25~30厘米，移栽时浇透水。

（二）田间管理

1. 肥水管理

白头翁非常抗旱，在缓苗后无大旱的情况下基本不需浇水。白头翁较耐贫瘠，苗期可适当施氮肥促进发苗；不打算采收种子的地块，抽薹时要摘除花蕾，以利根部发育；以后每年在返青前每亩可追施复合钾肥10千克，以利于根系生长。

2. 病虫害防治

加强田间管理，提高植株抗病能力，优先使用生物菌剂进行常规防治。

必要时可以喷施低毒低残留的化学农药，如发生斑枯病等真菌性病害时，喷施嘧菌酯进行防治，上一年已经发生过病害的地块，在雨季到来前就要喷药提早防治。

发生蚜虫、红蜘蛛等为害时，可以喷施阿维菌素乳油进行防治。宜选择至少两种农药交替施药。

四、采收与加工

一般移栽后2～3年收获，春、秋两季均可收获，秋季收获在早霜后割去地上残茎，用机械或人工把主根刨出，除去泥土和须根，晒干。

五、贮藏

应贮存在清洁、干燥、通风的地方，注意防潮、防虫蛀。

第十六节　桔　梗

桔梗为桔梗科植物桔梗［*Platycodon grandiflorum*（Jacq.）A.DC.］的干燥根。春、秋两季采挖，洗净，除去须根，趁鲜剥去外皮或不去外皮，干燥。

一、药材

（一）性状

呈圆柱形或略呈纺锤形，下部渐细，有的有分枝，略扭曲，长7～20厘米，直径0.7～2厘米。表面淡黄白色至黄色，不去外皮者表面黄棕色至灰棕色，具纵扭皱沟，并有横长的皮孔样斑痕及支根痕，上部有横纹。有的顶端有较短的根茎或不明显，其上有数个半月形茎痕。质脆，断面不平坦，形成层环棕色，皮部黄白色，有裂隙，木部淡黄色。气微，味微甜后苦。

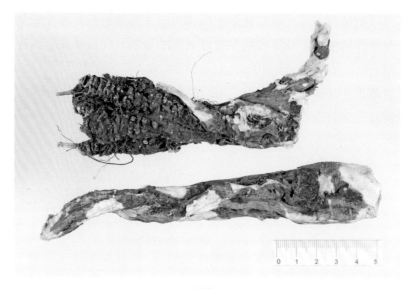

桔梗

（二）药材质量检测

检查：水分不得过15.0%。

总灰分不得过6.0%。

桔梗皂苷不得少于0.10%。

（三）性味与归经

苦、辛，平。归肺经。

（四）功能与主治

宣肺，利咽，祛痰，排脓。用于咳嗽痰多，胸闷不畅，咽痛音哑，肺痈吐脓。

二、原植物

（一）形态特征

多年生草本。通常全株光滑无毛，偶密被短毛，体内有白色乳汁。茎直立，通常单一生长，上部有分枝。叶片卵状披针形，边缘有不整齐的锐锯齿，无柄或有极短的柄，着生在茎中下部为对生、互生或3～4叶轮生，茎上部叶互生。花单生于茎顶，或数朵生于枝端成假总状花序；花冠阔钟状，紫色或蓝紫色。蒴果倒卵形或近球形，熟时顶端5瓣裂，成熟时外皮黄色。种子多数，狭卵形，有3棱，黑褐色，有光泽。

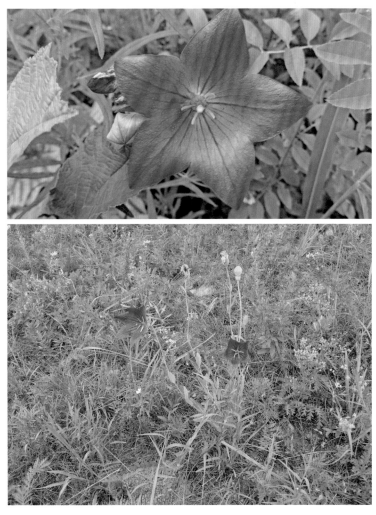

桔梗

（二）生态环境及分布区域

野生桔梗多生长在沙石质的向阳山坡、草地、稀疏灌丛及林缘，我国主要分布在安徽、山东、江苏、河北、河南、辽宁、吉林、内蒙古、浙江、四川、湖北和贵州等地。呼伦贝尔市重点分布在阿荣旗和扎兰屯市等旗（市、区），2019年栽培面积达到1.75万亩。

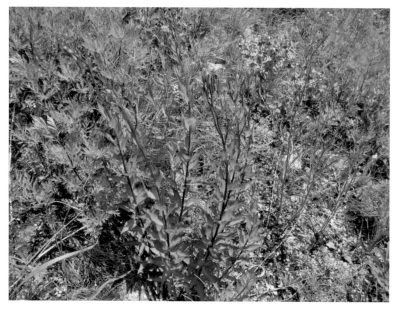

桔梗

三、种植技术

（一）选地整地

选择向阳坡地或山地，土质疏松肥沃、排水良好、土层深厚的沙壤土种植。每亩施腐熟有机肥2.5～3吨、硫酸钾15～20千克、过磷酸钙20～22千克，把细整平做畦，畦宽1.3米，做畦时每亩可用辛硫磷粉1.5千克拌细土15千克撒入土中，防止蛴螬、地老虎等害虫为害种子和幼苗。

（二）种子处理及播种

1. 种子处理

从正规种子生产经营单位购买生产用桔梗良种。选择果实发育成熟、籽粒饱满的紫花桔梗种子，播种前用枯草芽孢杆菌进行拌种，可以杀灭病菌、提高发芽率。

2. 播种

春季5月上旬，秋季8月上旬进行播种。在做好的畦上按照行距23～27厘米开2～3厘米深的浅沟，将浸好的种子均匀撒在沟里，每亩用种量0.5～0.8千克，覆土镇压。可以机械播种、镇压联合完成。出苗前如田间干旱要浇水保持土壤湿润。为防雨水冲刷和土壤板结，可在上覆盖稻草或麦秸等物，同时起到增湿保温的作用，出苗后立即揭去。

（三）田间管理

1. 间苗、定苗

苗高1～2厘米时进行间苗，拔除细弱苗，苗高3～4厘米时，按株距10～12厘米定苗，亩保苗60 000～70 000株。

2. 中耕除草

结合间苗、定苗可进行中耕除草。幼苗期根浅芽嫩，最好是人工拔草；以后每半个月进行一次铲趟，共3次，最后一次要深一些，注意不要伤根，达到培土的目的，防止倒伏。

3. 追肥与排灌水

苗高20厘米时在行间开沟，亩追施过磷酸钙20～25千克、硫酸铵13～15千克，施肥后松土，将肥料埋严。5—8月每隔15～20天喷一次叶面肥。如干旱应浇水，连阴雨时应注意排水，以免烂根。

4. 病虫害防治

预防为主，综合防治。选用抗病、抗逆性强的栽培品种。

（1）斑枯病。5—6月发病较多，植株叶片上出现连片斑点，多为黄白色。可喷施60%代森锌600倍液，并于秋季烧毁病株，消除菌源。

（2）地老虎。可以用毒饵诱杀，或者用75%辛硫磷乳油700倍液灌根。

5. 留种

选择栽培两年以上的无病虫害的壮苗留种。在收获前剪去小侧枝和顶端部分花果，以集中营养，使上部果实充分成熟。

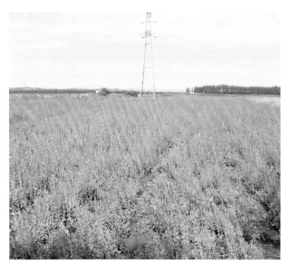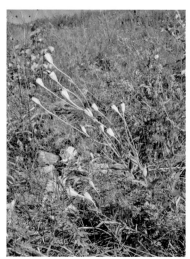

桔梗

四、采收与加工

播种后第二、第三年春、秋两季收获，除去叶茎，刨出根部，洗净泥土，除去须根，用竹刀刮去根部外皮或不去外皮，在清水中浸洗2~3小时，然后捞出晾干或烘干。晾晒时要经常翻动，晒到七至九成干时，堆码起来发汗一天，然后晾到全干，切片备用。以色白或微黄、有菊花纹者质量最好。

五、贮藏

应贮存在清洁、干燥、通风的地方，注意防潮、防虫蛀。

第十七节　板蓝根

板蓝根为十字花科植物菘蓝（*Isatis indigotica* Fort.）的干燥根。秋季采挖，除去泥沙，干燥。

一、药材

（一）性状

呈圆柱形，稍扭曲，长10～20厘米，直径0.5～1厘米。表面淡灰黄色或淡棕黄色，有纵皱纹、横长皮孔样突起及支根痕。根头部膨大，可见暗绿色或暗棕色轮状排列的叶柄残基和密集的疣状突起。体实，质略软，断面皮部黄白色，木部黄色。气微，味微甜后苦涩。

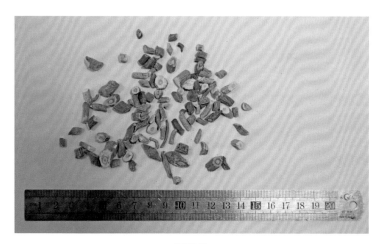

板蓝根

（二）药材质量检测

检查：水分不得过15.0%。

总灰分不得过9.0%。

酸不溶性灰分不得过2.0%。

（R，S）-告依春不得少于0.020%。

（三）性味与归经

苦，寒。归心、肾经。

（四）功能与主治

清热解毒，凉血利咽。用于温疫时毒，发热咽痛，温毒发斑，痄腮，烂喉丹痧，大头瘟疫，丹毒，痈肿。

二、原植物

（一）形态特征

二年生草本。主根长圆柱形，肉质肥厚，灰黄色，支根少，外皮浅黄棕色。茎直立略有棱，上部多分枝，稍带粉霜。基生叶有柄，叶片倒卵形至倒披针形，蓝绿色，肥厚，先端钝圆，基部渐狭，全缘或略有锯齿；茎生叶无柄，叶片卵状披针形或披针形，有白粉，先端尖，基部耳垂形，半抱茎，近全缘。复总状花序，花黄色，花梗细弱，花后下弯成弧形。短角果矩圆形，扁平，边缘有翅，成熟时黑紫色。种子1粒，偶有2~3粒，呈长圆形。

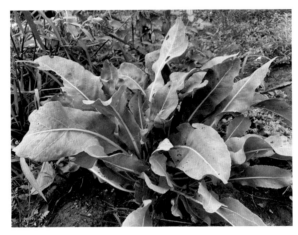

板蓝根

（二）生态环境及分布区域

野生板蓝根生长在山地林缘较潮湿的地方，我国主要分布在内蒙古、陕西、甘肃、河北、山东、江苏、浙江、安徽、贵州、四川、云南等地。呼伦贝尔市人工种植主要分布在扎兰屯市、阿荣旗和鄂伦春自治旗等旗（市、区），2019年栽培面积达到0.8万亩。

三、种植技术

（一）选地整地

板蓝根属于深根系药用植物，主根可长达40厘米以上，疏松土壤上收获的产品根长、叉少，外皮光滑。因此宜选择地下水位低、排水良好、疏松肥沃的沙质壤土种植。秋季土壤封冻前进行整地，深翻土壤30厘米，耕细耙平，打碎土块，做成垄，垄距65厘米。结合整地每亩施腐熟有机肥3吨。春季播种时，每亩再施入二铵25kg、硫酸钾15kg。易干旱、降雨较少、没有浇水条件等地块（如岭西地区），整地时做成平畦，畦宽130厘米。

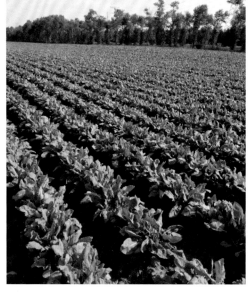

板蓝根

（二）种子处理及播种

1.种子处理

从正规种子生产经营单位购买生产用板蓝根良种。选择新鲜、饱满、表面不带病菌虫卵的种子，播种前先把种子用40℃的温水浸泡24小时，捞出，晾干表层，即可播种，这样可使苗齐、苗全。

2.播种

播种时间4月底至5月初。采用垄作的，使用播种机在垄面上进行带状播种，播幅25厘米左右；采用畦作的，使用播种机在畦内散播。覆土厚度1.5～2.0厘米，播后镇压，亩用种量为1.00～1.25千克，7～10天可出苗。

（三）田间管理

1.间苗和定苗

为了降低成本，减少人工投入，采用机械精量播种一般不进行间苗。如需间苗，在苗高4～6厘米时进行，别除小苗、弱苗，留壮苗，苗距5～7厘米，间苗与定苗一次完成。间苗时要连根拔除，否则拔断了还会再生而影响整体生长。

2. 水肥管理

定苗后，根据板蓝根的生长情况，可追施一次肥料。每割一次大青叶，都要注意重施粪肥，促进根部后期生长，增加产量。在生长中后期喷2～3次叶面肥，可以喷施0.2%的磷酸二氢钾。天旱时注意浇水，以利于板蓝根正常生长，可在每天早、晚进行，切忌在阳光暴晒下进行。雨季注意排水，长期积水，易烂根，造成减产。

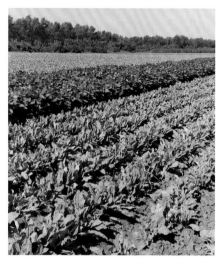

板蓝根

3. 病虫害防治

预防为主，综合防治。选用抗病、抗逆性强的栽培品种。

（1）菌核病。此病为害全株，从土壤中传染，发病初期茎基部或茎叶成水浸状，淡褐色，周缘有不明显的病斑，最后腐烂，引起幼苗猝倒。应避免偏施氮肥，增施磷钾肥，提高植株抗病能力；水旱轮作或与禾本科植物轮作；发病初期用75%百菌清可湿性粉剂600倍液喷雾防治，7～10天一次，连续2～3次。喷药时，应着重喷植株茎基部及地面。发现病株及时拔除，病穴用石灰消毒。

（2）白粉病。主要侵害叶片。病叶表面出现绿色小斑点，病斑破裂后，散出白色粉末状物。发病初期喷施50%粉锈宁400～600倍液，7～10天一次，连续2～3次。

四、采收与加工

1. 采收时间

初霜后开始采收，选择晴天收获。

2. 采收方法

采用机械结合收根连同大青叶一起收获。

3. 初加工

运回晒场后，将大青叶晒干，期间经常翻动，使其均匀干燥，注意防雨露，以免发生霉变。以叶大、洁净、无破碎、色墨绿、无霉味者为佳。将收回的板蓝根去净泥土、芦头、茎叶，摊放晾晒，直至晒干。期间经常翻动，晒的过程中严防雨淋，以免发生霉变，降低板蓝根的产量和质量。以根长直、粗壮、坚实而粉性足者为佳。如果利用烘干设备将板蓝根和大青叶按照收购企业要求进行烘干则更好。

五、贮藏

收获后的板蓝根和大青叶应贮藏在清洁、干燥、通风的地方，注意防潮、防虫蛀。

第十八节　水飞蓟

水飞蓟为菊科植物水飞蓟 [*Silybum marianum*（L.）Gaertn.] 的干燥成熟果实。秋季果实成熟时采收果序，晒干，打下果实，除去杂质，晒干。

一、药材

（一）性状

呈长倒卵形或椭圆形，长5～7毫米，宽2～3毫米。表面淡灰棕色至黑褐色，光滑，有细纵花纹。顶端钝圆，稍宽，有一圆环，中间具点状花柱残

迹，基部略窄。质坚硬。破开后可见子叶2片，淡黄白色，富油性。气微，
味淡。

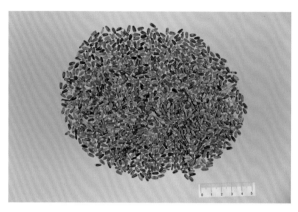

水飞蓟

（二）药材质量检测

检查：水分不得过10.0%。

总灰分不得过9.0%。

水飞蓟宾不得少于0.60%。

（三）性味与归经

苦，凉。归肝、胆经。

（四）功能与主治

清热解毒，疏肝利胆。用于肝胆湿热，胁痛，黄疸。

二、原植物

（一）形态特征

一年生或二年生草本。茎直立，分枝，有条棱，极少不分枝，全部茎枝
有白色粉质复被物，被稀疏的蛛丝毛或脱毛。莲座状基生叶与下部茎叶有叶
柄，全形椭圆形或倒披针形，羽状浅裂至全裂；中部与上部茎叶渐小，长卵
形或披针形，羽状浅裂或边缘浅波状圆齿裂，基部尾状渐尖，基部心形，半

抱茎；最上部茎叶更小，不分裂，披针形，基部心形抱茎。全部叶片两面均为绿色，具大型白色花斑，无毛，质地薄，边缘或裂片边缘及顶端有坚硬的黄色的针刺。头状花序较大，生枝端，植株含多数头状花序，但不形成明显的花序式排列。瘦果，长椭圆形或长倒卵形，褐色，有线状长椭圆形的深褐色色斑，顶端有果缘，果缘边缘全缘，无锯齿。

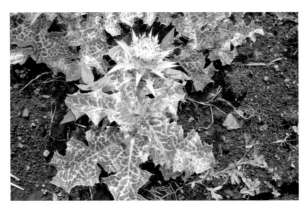

水飞蓟

（二）生态环境及分布区域

野生水飞蓟对土壤、水分要求不严，沙滩地、盐碱地均可种植，我国各地均有种植，呼伦贝尔重点分布在额尔古纳市、牙克石市、海拉尔区和根河市等旗（市、区），2019年栽培面积达到19.15万亩。

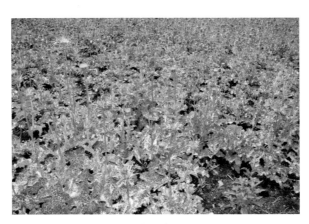

水飞蓟

三、种植技术

（一）选地整地

对土壤要求不严，不宜选用地势低洼积水、过于肥沃、有长效农药残留的地块。选择小麦茬、大麦茬、油菜茬等岗地种植。如果前茬是大豆田喷施过普施特、豆磺隆、豆草除农药的三年内不能种植。

秋整地，耙平起垄保墒，达到待播状态，施基肥，每亩施农家肥2吨、磷酸二铵10～15千克、尿素8～12千克、硫酸钾或氯化钾5千克。前茬为大豆茬时，施肥量可相应减少，亩施尿素2千克、磷酸二铵5千克，可不施钾肥。

（二）播种

水飞蓟种子和幼苗耐寒性强，可以顶浆播种，种完小麦就可以种水飞蓟，5月初，在小麦播种后大豆播种前几天播种，播种晚了后期易疯长，播种早了易矮化。常用气吸式大豆点播机播种。亩用种量0.5～1千克，保苗4 000～6 000株。播种前可用0.3%多菌灵拌种包衣防病。

（三）苗期管理

1. 中耕除草

苗出齐后（2叶期）深松一次，然后铲除杂草，既有利于幼苗生长，又可使土壤肥沃、疏松，增加透气通风储水能力；在幼苗和基生叶生长期可除草2～3次，苗期可喷拿普净、高效盖草能除草。

2. 间苗、定苗

当幼苗长至4片真叶时，进行间苗，每穴留2株，当长至5～6片真叶时，或株高6～10厘米时，进行定苗，以株距18～20厘米定植，每穴留壮苗1株。

3. 追肥

定植后和花蕾期可进行追肥，一般亩用尿素10～15千克，可同时喷洒磷酸二氢钾溶液，每15天喷一次，连续3次；7月初趟最后一次地，可结合喷施叶面肥。为提高产量，保障成熟期基本一致，可将生出的第一个果实削掉。

4.灌溉

孕蕾期间，最需要水分，天旱要注意浇水，开花结实期，可根据情况适当灌溉，雨季注意排水。

5.管理要点

播种后15天出苗，出苗前注意观察病虫害，一般不会发生。

当苗高15厘米时及时打一次除草剂拿捕净除禾本科杂草。

当苗高20厘米时可进行一次人工除草，并喷施一次叶面肥，以含氨基酸类型为宜。

复叶5厘米时是发生残留和农药飘逸危害最严重时期，应及时补充营养型叶面肥，以高级复合肥效果最好，残留药害主要表现为叶片白细、不生长。叶面肥一般打一次即可，药害严重地块打2～3次。

6.病虫害防治

主要病害有软腐病、白绢病、叶斑病，可选无积水地块适时早播，使抽薹现蕾期提前，躲过雨季。可种子消毒，用甲基硫菌灵灌根，也可定期喷代森锌600倍液，发现病株要烧毁深埋。

主要虫害有蚜虫、菜虫、金龟子、苜蓿夜蛾，可用10%吡虫啉可湿性粉剂3 000倍液，或用1.8%阿维菌素乳油4 000～5 000倍液防治。

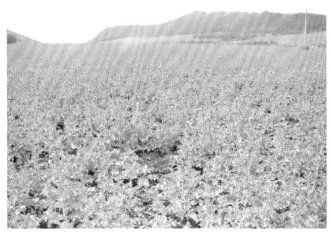

水飞蓟

四、采收与加工

（一）采收

当种桃70%～80%成熟时，用割晒机一次性收割，晾晒5～7天后，用联合收割机拾禾脱粒，联合脱粒最好选用二次复脱，能提高产量20%左右。

（二）加工

收获的种子不能直接入库，应及时晾晒通风，一般晾2～3天即可，用清选机清选后装袋入库。

五、贮藏

置于阴凉干燥处贮藏，防蛀。

第八章 蒙药材

第一节 多叶棘豆（那布其日哈格–奥日道扎）

蒙药材那布其日哈格–奥日道扎，为豆科植物多叶棘豆〔*Oxytropis myriophylla*（Pall.）DC.〕的干燥地上部分。夏、秋割取地上部分，除去泥沙，晾干。

一、药材

（一）性状

皱缩成团，全株密被长茸毛。主根粗壮，长6～10厘米，有分枝。湿润展开后，羽状复叶丛生在根茎上，长10～20厘米，小叶对生或数片轮生，小叶片线形或披针形，长3～10毫米，宽0.5～1毫米。总状花序，花排列紧密，淡紫色，总花梗长于叶。荚果椭圆形，长约15毫米，宽5毫米，被长柔毛，先端具10毫米的喙。

（二）药性

味苦、甘，性凉。效钝、轻、糙。
《呼和必德力亚》："味苦、辛。"

（三）功能与主治

杀粘，清热，燥协日乌素，疗伤，生肌，止血，消肿。主治粘疫、脉伤、新旧创伤、陶赖、赫如虎、协日乌素症、各种出血症。

《无误蒙药鉴》："愈伤，祛粘毒。"

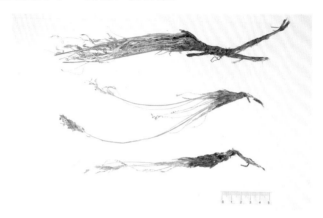

多叶棘豆

二、原植物

（一）形态特征

多年生草本。高20～30厘米，全株被白色或黄色长柔毛。根褐色，粗壮。茎缩短，丛生。轮生羽状复叶线形或披针形，密被长柔毛，叶柄与叶轴密被长柔毛，小叶线形、长圆形或披针形，两面密被长柔毛。总状花序，总花梗与叶近等长或长于叶，花冠淡红紫色。荚果披针状椭圆形，膨胀，先端喙长5～7毫米，密被长柔毛。

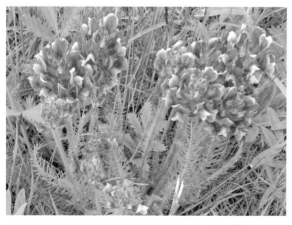
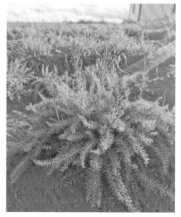

多叶棘豆

（二）生态环境及分布区域

野生多叶棘豆生长在林缘草甸草原、沙地、平坦草原、干河沟、丘陵地、轻度盐渍化沙地、石质山坡等地。我国主要分布在东北、华北，呼伦贝尔市重点分布在陈巴尔虎旗、鄂温克族自治旗、新巴尔虎左旗、扎兰屯市、阿荣旗、莫力达瓦达斡尔族自治旗等旗（市、区）。

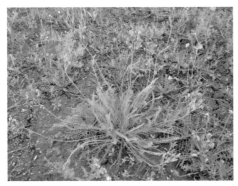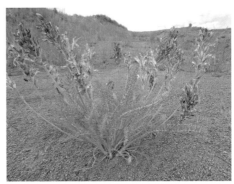

野生多叶棘豆

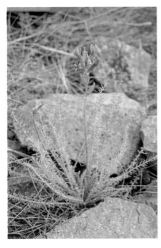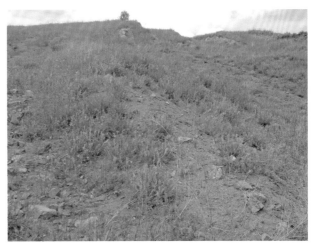

野生多叶棘　　　　　　　　　野生多叶棘豆群落

三、栽培情况

2015年开始，海拉尔区有农户及呼伦贝尔蒙医医院开始进行人工驯化栽培试验，获得成功，海拉尔区农户在东山进行小面积试种，呼伦贝尔蒙医医院在鄂温克旗自治旗建有种植试验研究基地。

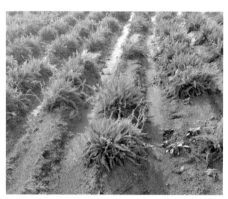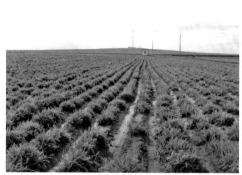

多叶棘豆

第二节　蓝盆花（陶森–陶日莫）

蒙药材陶森–陶日莫，为川续断科植物华北蓝盆花（*Scabiosa tschiliensis* Grun.）、窄叶蓝盆花（*Scabiosa comosa* Fisch. ex Roem. et Schult.）的花。

一、药材

（一）性状

花序呈类球状，直径1～1.5厘米。花梗长1～4厘米，总苞条状披针形，约10枚，长1～1.5厘米，绿色，两面被毛，小苞片多数，披针形，长约1毫米，灰绿色，被毛。花冠灰蓝色或灰紫蓝色，边缘花较大，中央花较小。

（二）药性

味甘、涩，性凉。效钝、燥、腻、重。

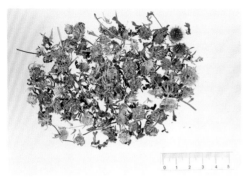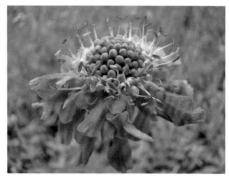

蓝盆花

（三）功能与主治

清热，清协日。主治肺热，肝热，咽喉肿痛。

二、原植物

（一）形态特征

1. 华北蓝盆花

多年生草本。高30～60厘米，茎自基部分枝，具白色卷伏毛。根粗壮，木质，表面棕褐色，里面黄色。基生叶簇生，叶片卵状披针形或窄卵形至椭圆形，先端急尖或钝，有疏钝锯齿或浅裂片，偶成深裂，两面疏生白色柔毛。茎生叶对生，羽状深裂至全裂，侧裂片披针形。头状花序在茎上部呈三出聚伞状，花时扁球形，白色或紫色，边缘牙齿状。瘦果椭圆形。

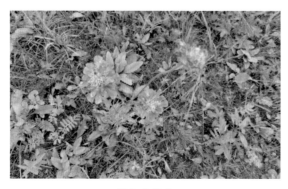

华北蓝盆花

2. 窄叶蓝盆花

多年生草本。根单一或2～3条，外皮粗糙，棕褐色。茎直立，具棱，疏或密被贴伏白色短柔毛。基生叶成丛，叶片轮廓窄椭圆形，羽状全裂，裂片线形；茎生叶对生，基部连接成短鞘，抱茎，两面均光滑或疏生白色短伏毛。头状花序单生或3出，花冠蓝紫色，外面密生短柔毛，中央花冠筒状。瘦果长圆形。

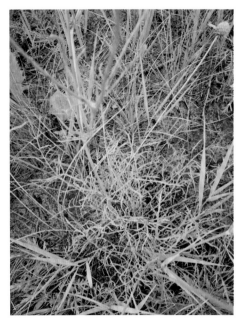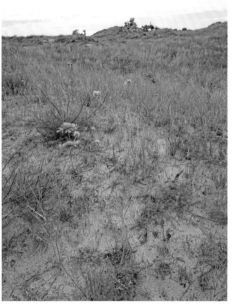

窄叶蓝盆花

（二）生态环境及分布区域

野生蓝盆花生于干燥沙质地、沙丘、干山坡、林缘草地及草原上。我国主要分布在黑龙江、吉林、辽宁、河北北部、内蒙古。呼伦贝尔市重点分布在陈巴尔虎旗、鄂温克族自治旗、海拉尔区、扎兰屯市、根河市、牙克石市等旗（市、区）。

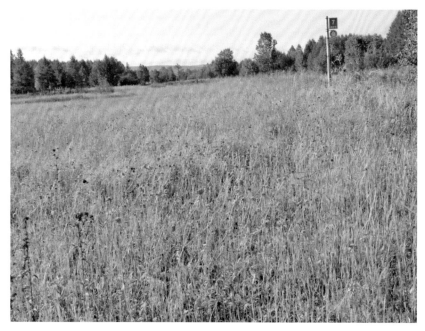

野生蓝盆花群落

三、栽培情况

2010年以后，呼伦贝尔市域内企业、科研院校及呼伦贝尔蒙医医院先后进行人工驯化栽培试验研究，获得成功，分别在海拉尔区东山进行小面积试种，呼伦贝尔蒙医医院在鄂温克族自治旗建有种植试验研究基地。

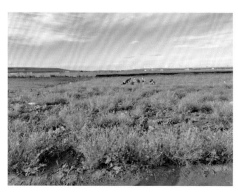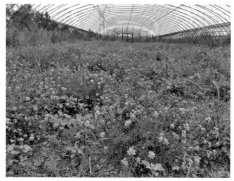

蓝盆花试验基地

第三节　小白蒿（哈给）

蒙药材哈给，为菊科植物冷蒿（*Artemisia frigida* Willd.）的干燥地上部分。夏、秋割取地上部分，除去杂质，晒干。

一、药材

（一）性状

皱缩呈灰白色，全株密被长茸毛。

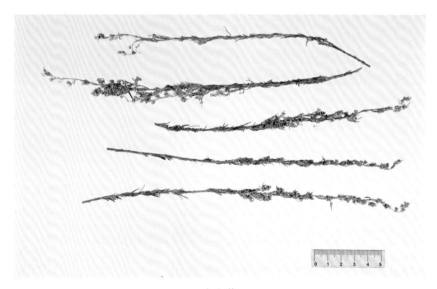

小白蒿

（二）药性

味苦，性凉。效淡、糙、钝。

（三）功能与主治

止血，消肿，制伏痛疽。主治各种出血，关节肿胀，肾热，月经不调，疮痈。

二、原植物

（一）形态特征

多年生草本，有时略呈半灌木状。全体密被灰白色或淡黄色绢毛。主根细长或粗，木质化，侧根多；根状茎粗短或略细，有多条营养枝，并密生营养叶。茎直立，数枚或多数常与营养枝共组成疏松或稍密集的小丛，稀单生。茎、枝、叶及总苞片背面密被淡灰黄色或灰白色、稍带绢质的短茸毛，后茎上毛稍脱落。茎下部叶与营养枝叶长圆形或倒卵状长圆形，头状花序半球形、球形或卵球形，瘦果长圆形或椭圆状倒卵形，上端圆，有时有不对称的膜质冠状边缘。

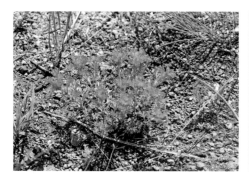
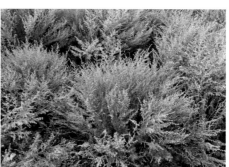

小白蒿

（二）生态环境及分布区域

野生小白蒿适应性强，在我国森林草原、草原、荒漠草原及干旱与半干旱地区的山坡、路旁、砾质旷地、固定沙丘、戈壁、高山草甸等地区都有生长，常构成山地干旱与半干旱地区植物群落的建群种或主要伴生种。我国主要分布在黑龙江西部、吉林西部、辽宁西部、内蒙古、河北北部、山西北部、陕西北部、宁夏、甘肃、青海、新疆、西藏等地。呼伦贝尔市重点分布在陈巴尔虎旗、鄂温克族自治旗、新巴尔虎左旗、扎兰屯市、阿荣旗、莫力达瓦

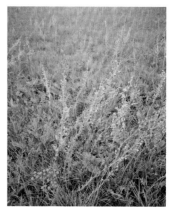

小白蒿

147

达斡尔族自治旗等旗市区。

三、栽培情况

2015年开始，海拉尔区有农户及呼伦贝尔蒙医医院开始进行人工驯化栽培试验，获得成功，海拉尔区农户在东山进行小面积试种，呼伦贝尔蒙医医院在鄂温克族自治旗建有种植试验研究基地。

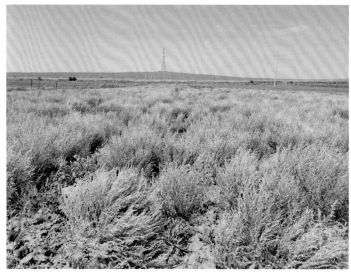

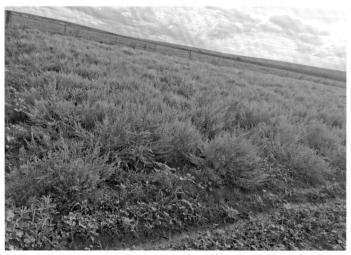

小白蒿试验基地

第四节　悬钩木（布格日勒哲根）

蒙药材布格日勒哲根，为蔷薇科植物库页悬钩子（*Rubus sachalinensis* Levl.）的干燥茎。夏、秋割取地上茎，除去外皮，晒干。

一、药材

（一）性状

本品呈圆柱形，长约20厘米，直径0.4～0.8厘米，表面灰红色至灰红褐色。有纵向皱沟、突起的侧枝痕及白色的皮刺。外皮易剥离，剥离后呈红棕色。易折断，断面不平坦，皮部较薄，红褐色，木部黄白色至浅红褐色。髓部较大，疏松呈海绵状，白色至黄白色，体轻，质坚硬。气微，味淡。

（二）药性

味甘、微苦，性平。

（三）功能与主治

解表，调元。用于未熟热、瘟疫、讧热、感冒、肺热咳嗽、气喘、"赫依"热。

二、原植物

（一）形态特征

多年生灌木或矮小灌木，高0.6～2米；枝紫褐色，小枝色较浅，具柔毛，老时脱落，被较密黄色、棕色或紫红色直立针刺，并混生腺毛。小叶常3枚，不孕枝上有时具5小叶，卵形、卵状披针形或长圆状卵形，顶生小叶基部有时浅心形，上面无毛或稍有毛，下面密被灰白色茸毛，边缘有不规则粗锯齿或缺刻状锯齿。花5～9朵呈伞房状花序，顶生或腋生，稀单花腋生；总花梗和花梗具柔毛，密被针刺和腺毛，花瓣舌状或匙形，白色。果实卵球形。

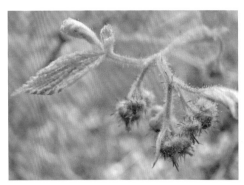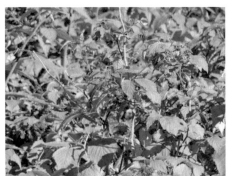

悬钩木

（二）生态环境及分布区域

野生悬钩木生于山坡潮湿的密林下、稀疏杂木林内、林缘、林间草地或干沟石缝、谷底石堆中，海拔1 000～2 500米。我国主要分布在黑龙江、吉林、内蒙古、河北、甘肃、青海、新疆等地。呼伦贝尔市重点分布在牙克石市、根河市、扎兰屯市等旗（市、区）。

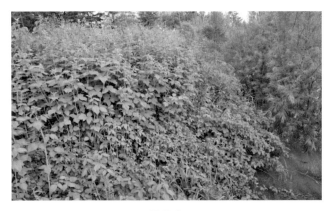

悬钩木

三、栽培情况

2009年开始，根河市有企业开始进行扦插栽培试验，获得成功，近几年呼伦贝尔蒙医医院进行驯化试验研究，呼伦贝尔蒙医医院在鄂温克族自治旗建有种植试验研究基地。

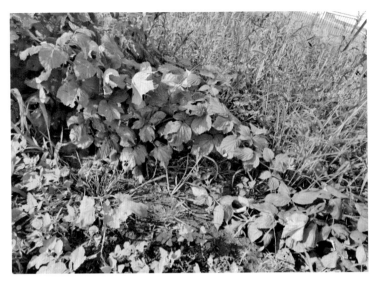

悬钩木

第五节 扁蕾（哈日-特木日-地格达）

蒙药材哈日-特木日-地格达，为龙胆科植物扁蕾［*Gentianopsis barbata*（Froel.）Ma］的干燥全草。夏、秋季花开时采收，除去杂质，晒干。

一、药材

（一）性状

本品根呈圆锥形，具须根，淡黄色。茎四棱形，直径2～4毫米，节部稍膨大，表面绿色或紫褐色；质脆，易折断，断面中空。叶对生，多脱落破碎，完整叶条形或条状倒披针形，长2～6厘米，宽0.2～0.6厘米，先端渐尖，基部略抱茎，全缘，背面主脉明显。花蕾椭圆形，稍扁，花萼管状钟形，长1.2～2.5厘米，萼裂片披针形或条状披针形。花冠管状皱缩，管部淡黄色，檐部淡蓝色，裂片4。蒴果狭矩圆形。种子椭圆形，棕褐色，密被小疣状突起。气微，味苦。

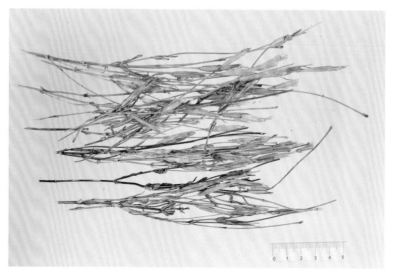

扁蕾

（二）药性

味苦，性寒。效钝、糙、轻、燥。

（三）功能与主治

抑协日，清热，愈伤。主治由协日引起的目、尿及皮肤黄染，新旧肝热，肝损伤，肝血增盛引起双目发黄，协日性肺病，伤酒呕吐黄水，协日性头痛，协日热邪犯胃作痛，黄疸等。

二、原植物

（一）形态特征

一年生草本。高20～50厘米，根细长圆锥形，稍分枝。茎具4纵棱，光滑无毛，有分枝，节部膨大。叶对生，条形，长2～6厘米，宽2～4厘米，先端渐尖，基部2对生叶几乎相连，全缘，下部1条主脉明显突起，基生叶勺形或条状倒披针形，长1～2厘米，宽2～5毫米，早枯落。单花生于分枝顶端，直立，花梗长5～12厘米；花萼管状钟形，具4棱，萼筒长12～20毫米，内对萼，裂片披针形，先端尾尖，与萼筒近等长，外对萼裂片条状披针形，比内对裂片长；花冠管状钟形，无褶；密腺4，着生于花冠管近基部，近球形而下垂。蒴果狭，矩圆形，长2～3厘米，具柄，2瓣裂开。种子椭圆形，长约1毫米，棕褐色，密被小瘤状突起。

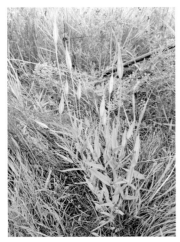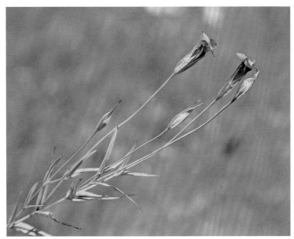

扁蕾

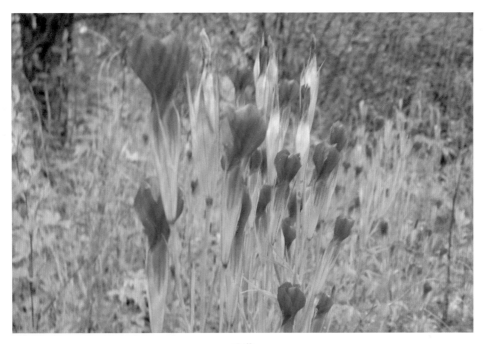

扁蕾

（二）生态环境及分布区域

野生扁蕾生于山坡林缘、灌木丛、低湿草甸、沟谷及河滩砾石层中。我国主要分布于西南、西北、华北、东北等地。呼伦贝尔市分布于扎兰屯市、阿荣旗、莫力达瓦达斡尔族自治旗、额尔古纳市、根河市、陈巴尔虎旗、海拉尔区、牙克石市、鄂伦春自治旗等旗（市、区）。

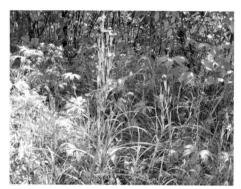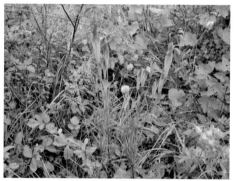

扁蕾

第六节　梅花草（孟根–地格达，乌勒地格）

蒙药材孟根–地格达（乌勒地格），为虎耳草科植物梅花草（*Parnassia palustris* L.）的干燥全草。夏季开花时采收全草，除去杂质，阴干。

一、药材

（一）性状

本品根茎呈不规则团块状，褐色，有多数须根。茎圆柱形，长3～27厘米，直径1～2毫米，有纵棱，质脆，易折断。茎生叶褐色，多破碎。完整叶片呈卵圆形或心形，长1～3厘米，宽0.5～2.5厘米，全缘，叶柄较长。茎生叶1枚，形同基生叶，无柄。花黄色，单生茎顶。

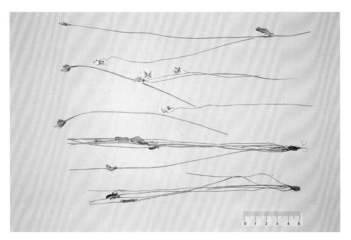

梅花草

（二）药性

味苦，性凉。效糙。

（三）功能与主治

破痞，抑协日。主治热性痞、脏腑协日症。

二、原植物

（一）形态特征

多年生草本。根状茎短粗，偶有稍长者。基生叶具柄，3至多数；叶片心形至长卵形，偶有三角状卵形，先端圆钝或渐尖，常带短头，基部近心形，边全缘，薄而微向外反卷，上面深绿色，下面淡绿色，常被紫色长圆形斑点，脉近基部5～7条，呈弧形，下面更明显；叶柄两侧有窄翼，具长条形紫色斑点；托叶膜质，大部贴生于叶柄，边有褐色流苏状毛，早落。茎2～4条，通常近中部具1茎生叶，茎生叶与基生叶同形，其基部常有铁锈色的附属物，无柄半抱茎。花单生于茎顶，萼片椭圆形或长圆形，先端钝，全缘，具7～9条脉，密被紫褐色小斑点；花瓣白色，宽卵形或倒卵形，先端圆钝或短渐尖，基部有宽而短爪，全缘，花瓣上有显著的自基部发出的7～13条脉，常有紫色斑点。蒴果卵球形，干后有紫褐色斑点，呈4瓣开裂；种子褐色，有光泽。

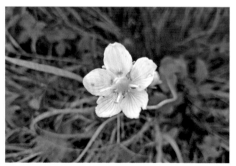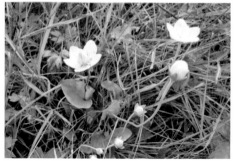

梅花草

（二）生态环境及分布区域

野生梅花草生于潮湿的山坡草地中、沟边或河谷地阴湿处，海拔1 580～2 000米。我国主要分布在新疆、内蒙古等地。呼伦贝尔市分布于海拉尔区、鄂温克族自治旗、额尔古纳市、根河市、鄂伦春自治旗、牙克石市等旗（市、区）。

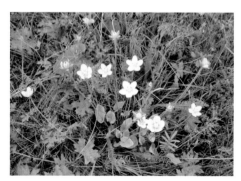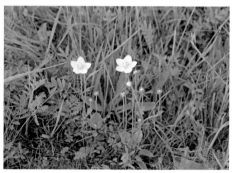

梅花草

第七节　漏芦（洪格勒珠尔）

蒙药材洪格勒珠尔，为菊科植物漏芦 [*Rhaponticum uniflorum* (L.) DC.]

的干燥花。夏季开花时采摘花序，晾干。

一、药材

（一）性状

本品呈扁球形或类球形，直径3~7厘米，头状花序，总苞5~6层，最外层披针形，中层为钟形，上端膨大，边缘膜质，卵形或宽卵形，呈掌状撕裂，内层为披针形或条形。全部管状花，易脱落，干缩而弯曲，长3~5厘米，基部呈小漏斗状，上部浅紫色，先端分裂呈丝条状，花托细长，落出于花冠外，有时可见不成熟瘦果，长约3毫米，褐色，冠毛长短不等，淡棕色，花托除去花之后，可见许多托毛，银白色，有光泽。

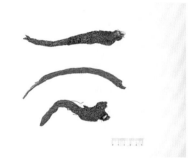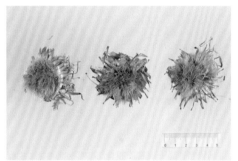

漏芦

（二）药性

味苦，性凉。效糙、稀、钝、柔。

（三）功能与主治

杀粘，止刺痛，清热，解毒。主治粘疫，肠刺痛，炭疽，白喉，麻疹，毒热，心热，讧热，伤热。

二、原植物

（一）形态特征

多年生草本。高30~100厘米，主根粗大。茎直立，单一，密生蛛丝状毛及白色柔毛。基生叶有长叶柄；叶片长椭圆形，长12~25厘米，宽5~10厘米，羽状全裂呈琴形，裂片常再羽状深裂或浅裂，两面均被蛛丝状毛或粗糙茸毛；中部叶及上部叶较小，有短柄或无柄。头状花序单生茎顶，直径5~6.5厘米；总苞广钟形，总苞片干膜质，多列，外列与中列勺形，先端为扩大成圆形撕裂状的附属体，最内一列狭披针形或线形，较外列为长；花全部管状花，淡红紫色；花冠长2~3厘米，先端5裂，雄蕊5，花药聚合；子房下位，花柱伸出，柱头2裂，紫色。瘦果倒圆锥形，长5~6毫米，黑褐色，有宿存枝羽状冠毛。

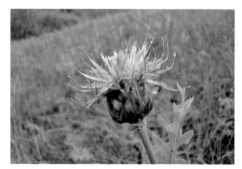
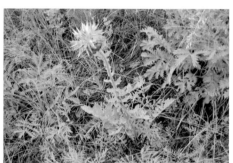

漏芦

（二）生态环境及分布区域

野生漏芦生于山地草原、山地森林草原地带石质干草原、草甸草原。我国主要分布于黑龙江、吉林、辽宁、河北、内蒙古、陕西、甘肃、青海、山西、河南、四川、山东等地。呼伦贝尔市分布于根河市、额尔古纳市、牙克石市、陈巴尔虎旗、鄂温克族自治旗、新巴尔虎左旗、海拉尔区等旗（市、区）。

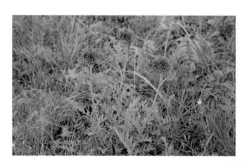
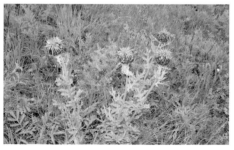

漏芦

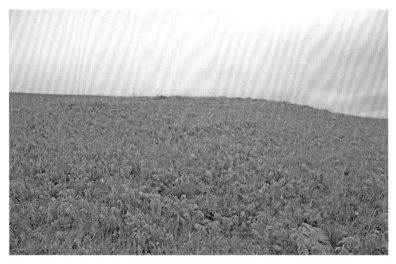

野生漏芦群落

第八节　北乌头（哈日−泵阿）

蒙药材哈日−泵阿，为毛茛科植物北乌头（*Aconitum kusnezoffii* Reichb.）的干燥茎、叶、花及块根。秋季茎叶枯萎时采挖块根，除去须根和泥沙，干燥。夏季叶茂盛花未开时采收草乌叶，除去杂质，及时干燥。夏、秋两季花开时采收草乌花，阴干。

一、药材

（一）性状

草乌，本品呈不规则长圆锥形，略弯曲，长2～7厘米，直径0.6～1.8厘米。顶端常有残茎和少数不定根残基，有的顶端一侧有一枯萎的芽，一侧有一圆形或扁圆形不定根残基。表面灰褐色或黑棕褐色，皱缩，有纵皱纹、点状须根痕及数个瘤状侧根。质硬，断面灰白色或暗灰色，有裂隙，形成层环纹多角形或类圆形，髓部较大或中空。气微，味辛辣、麻舌。

草乌叶：本品多皱缩卷曲、破碎。完整叶片展平后呈卵圆形，3全裂，长5~12厘米，宽10~17厘米；灰绿色或黄绿色；中间裂片菱形，渐尖，近羽状深裂；侧裂片2深裂；小裂片披针形或卵状披针形。上表面微被柔毛，下表面无毛；叶柄长2~6厘米。质脆。气微，味微咸、辛。

草乌花：本品多皱缩、破碎，不规则形，完整者椭圆形，长3~4厘米，宽约1厘米。萼片5，蓝紫色、褐紫色或褐色；上萼片1，盔形，高1.5~2.5厘米，中部宽1~1.5厘米，内藏2密叶，密叶浅蓝紫色，宽约4毫米，稍呈弓形，距短，钩状，唇近圆形，先端2浅裂，裂片白色或浅褐色；侧萼片2，宽斜倒卵形；下萼片2，矩圆形，长1~1.5厘米。雄蕊多数，花丝中、下部较宽；心皮4~5。气微，味微麻。

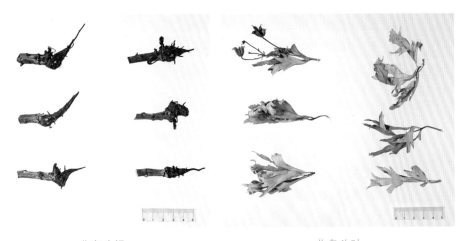

北乌头根　　　　　　　　　　　　　北乌头叶

（二）药性

味辛，性温、轻；有大毒。

（三）功能与主治

草乌：杀粘，止痛，燥协日乌素。用于瘟疫、肠刺痛、阵刺痛、"黏奇哈"、丹毒、疹症、结喉、发症、痛风、游痛症、关节痛风、中风、心"赫依"、牙痛。

草乌叶：杀粘，消炎，清热，止痛。用于肠刺痛、流行性感冒、瘟疫、丹毒、结喉、发症、头痛、喉感、淋巴腺肿、肺感。

草乌花：杀粘，清热，止痛。用于粘热、头痛、牙痛、肠刺痛、阵刺痛、结喉、发症、丹毒、喉感、肺感、协日疫、麻疹。

二、原植物

（一）形态特征

块根圆锥形或胡萝卜形。茎无毛，等距离生叶，通常分枝。茎下部叶有长柄，在开花时枯萎。茎中部叶有稍长柄或短柄；叶片纸质或近革质，五角形，基部心形，三全裂，中央全裂片菱形，渐尖，近羽状分裂，小裂片披针形，侧全裂片斜扇形，不等二深裂，表面疏被短曲毛，背面无毛；叶柄长为叶片的1/3 ~ 2/3，无毛。顶生总状花序具9 ~ 22朵花，通常与其下的腋生花序形成圆锥花序；轴和花梗无毛；下部苞片3裂，其他苞片长圆形或线形；萼片紫蓝色，外面有疏曲柔毛或几乎无毛，上萼片盔形或高盔形，有短或长喙，下缘长约1.8厘米，下萼片长圆形；花瓣无毛向后弯曲或近拳卷；蓇葖直，种子扁椭圆球形，沿棱具狭翅，只在一面生横膜翅。

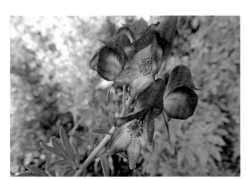

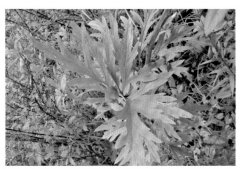

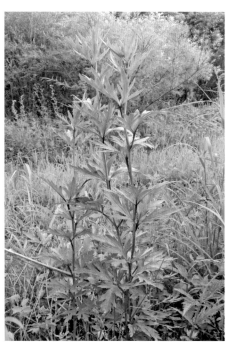

北乌头

（二）生态环境及分布区域

野生北乌头生于阔叶林下、林缘草甸及沟谷草甸。我国分布于山西、河北、内蒙古、辽宁、吉林和黑龙江等地。呼伦贝尔市分布于根河市、鄂伦春自治旗、额尔古纳市、扎兰屯市、牙克石市等旗（市、区）。

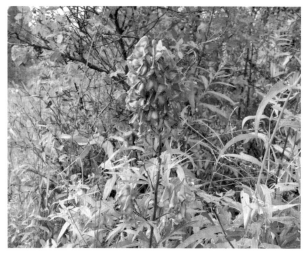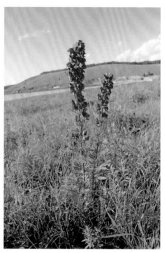

北乌头

第九节　花锚（西依热–地格达）

蒙药材西依热–地格达，为龙胆科植物花锚［*Halenia corniculata*（L.）Cornaz］的干燥全草。夏、秋两季花开期采挖，除去杂质，阴干。

一、药材

（一）性状

本品根呈圆锥形，表面褐色，栓皮易脱落，皮部浅黄色，长2～3厘米，直径2～3毫米，茎类圆柱形，直径2～3毫米，有4较明显的纵棱。表面绿色或黄绿色，质脆，易折断，断面中空。叶对生，多皱缩破碎，完整者展平后呈椭圆状披针形，长2～5厘米，宽4～10厘米，先端尖，基部渐尖，全缘，具明显的3~5脉，无柄。聚伞花序顶生或腋生；萼片条形或线状披针形；花冠黄色或淡黄色，长8~10毫米，基部具4斜向长距。蒴果矩圆状披针形，棕褐色。气微，味苦。

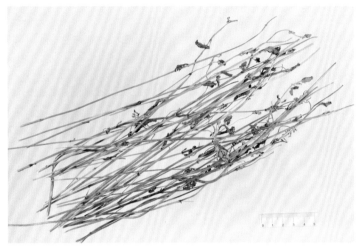

花锚

（二）药性

味甘、苦，性平。效软、腻。

（三）功能与主治

抑协日，清热，愈伤。主治烦渴，黄疸，高烧，头痛，伤热，脉热等。

二、原植物

（一）形态特征

一年生草本。高20~50厘米，茎直立，自基部分枝，节间较叶长。叶对生，椭圆状披针形，先端尖，基部楔形，常具3脉，有短柄。聚伞花序腋生或顶生；花萼4裂，裂片披针形；花冠钟状，淡黄色，4深裂达中部以下，裂片基部有窝孔，延伸呈一长距，形似船锚；雄蕊4，着生于花冠的近基部，花药"丁"字着生；子房1室，花柱短。蒴果卵形或长圆形，心皮分裂达基部。

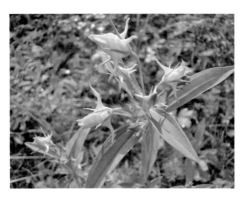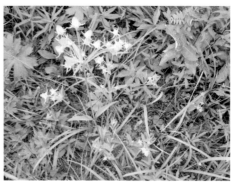

花锚

（二）生态环境及分布区域

　　野生花锚生于林下、林缘、山沟、水边湿草地。我国主要分布于陕西、山西、河北、内蒙古、辽宁、吉林、黑龙江等地。呼伦贝尔市分布于鄂温克族自治旗、鄂伦春自治旗、牙克石市、额尔古纳市、根河市等旗（市、区）。

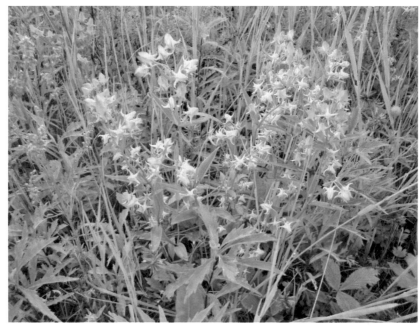

花锚

第十节　蓝刺头（乌日格斯图-呼和）

蒙药材乌日格斯图-呼和，为菊科植物蓝刺头（*Echinops latifolius Tausch*）的干燥花。夏、秋季花开期时采集，阴干。

一、药材

（一）性状

头状花序呈球形，直径2～4厘米。总苞分数层，外层苞片较短，长6～8毫米，条形，上部呈菱形扩大，先端锐尖，边缘有少数睫毛；中层苞片较长，可达15毫米，菱形披针形，自最宽处向上渐尖呈芒刺状，中、上部边缘都有睫毛；内层苞片长13～15毫米，长椭圆形或条形，先端芒裂。全部管状花，花冠筒状，裂片条形，蓝色，多脱落，子房外密被淡黄色柔毛。气无，味淡。

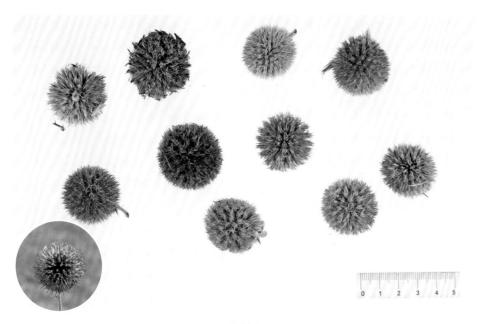

蓝刺头

（二）药性

味苦，性凉。

（三）功能与主治

固骨质，接骨愈伤，清热止痛。主治骨折，骨热，刺痛，疮疡。

二、原植物

（一）形态特征

多年生草本。高35～65厘米，全株被白色蛛丝状毡毛。茎直立，叶互生，近根部叶较大，有柄，茎上部叶无柄，叶片椭圆形，羽状分裂，先端锐尖，边缘有尖刺，上面暗黄绿色，被蛛丝状毛，下面呈白色，被白色蛛丝状毡毛。总苞内有一管状花，长约1.5厘米，花冠先端5裂，天蓝色，子房倒钟形，被茸毛。瘦果被稠密的淡黄色长毛。

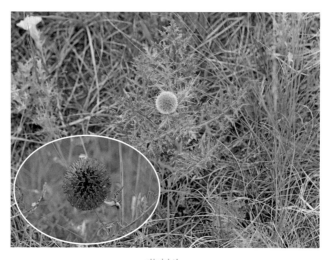

蓝刺头

（二）生态环境及分布区域

野生蓝刺头生于山坡林缘或渠边。我国主要分布于内蒙古和新疆等地。呼伦贝尔市分布于海拉尔区、牙克石市、扎兰屯市、额尔古纳市、鄂伦春自治旗等旗（市、区）。

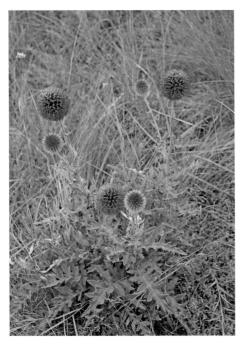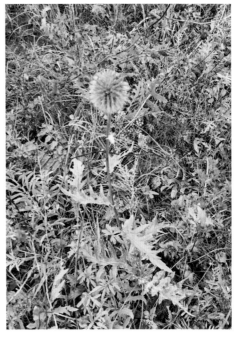

蓝刺头

第十一节 小秦艽（呼和–珠勒根–其木格）

蒙药材呼和–珠勒根–其木格，为龙胆科植物小秦艽（*Gentiana dahurica* Fisch.）的干燥花。春末、秋初采花，除去花萼及杂质，阴干。

一、药材

（一）性状

花多皱缩，1～3多簇生，中间朵稍大，完整花长3～4厘米，直径5～8毫米，花萼钟形，黄绿色或淡褐色，花冠筒状钟形，长3～4厘米，下部浅绿色，向上渐呈蓝色，子房扁圆柱形，长约2厘米，果实包裹于花冠内，长3～3.5厘米，圆柱形，稍扁，内有多数细小种子。

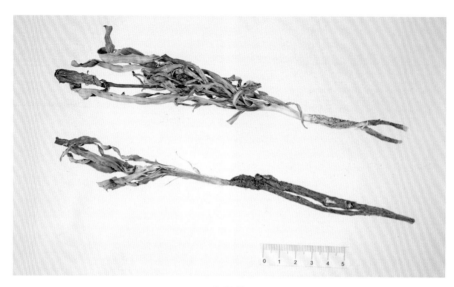

小秦艽

（二）药性

味苦，性寒。效柔、软、稀。

（三）功能与主治

清热解毒，止咳祛痰。主治肺热咳嗽，咽喉热，咽喉肿痛，毒热，瘟热。

二、原植物

（一）形态特征

多年生草本。根圆柱形，深入地下，黄褐色，稍有分枝。茎斜升，基部为残叶纤维所包围。基生叶较大，条状披针形，先端尖锐，全缘，平滑无毛，5出脉，主脉在下面明显突起；茎生叶较小，2~3对，条状披针形或条形，3出脉。聚伞花序顶生或腋生，花萼管状钟形，管部膜质，花冠管状钟形，蒴果条状倒披针形，稍扁，包裹在宿存花冠内。种子多数，狭椭圆形，淡棕褐色，表面有细网状纹理。

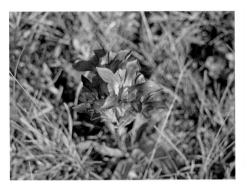
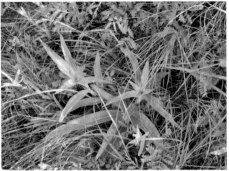

小秦艽

（二）生态环境及分布区域

　　野生小秦艽生于草原、草甸草原、山地草甸、灌丛。我国主要分布于内蒙古、四川北部及西北部、西北、华北、东北等地。呼伦贝尔市分布于鄂温克族自治旗、陈巴尔虎左旗、根河市、牙克石市、额尔古纳市等旗（市、区）。

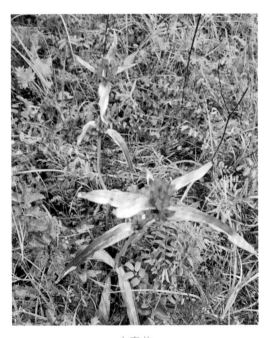

小秦艽

第十二节　地稍瓜（特莫恩-胡乎）

蒙药材特莫恩-胡乎，为萝藦科植物地稍瓜［*Cynanchum thesioides*（Freyn）K. Schum.］的干燥种子。秋季采收成熟果实，晒干后取出种子。

一、药材

（一）性状

种子呈卵圆形，扁平，长6～10毫米，宽4～5毫米，表面棕色至棕褐色，一端钝圆，一端平截，为线状种脐，边缘较中部薄；一面略凹，中间有一束深色纵线，约占全长的2/3，并有放射状纹理，一面略凸，有细小的线点状纹理，剥去种皮，胚乳明显可见，子叶2枚。

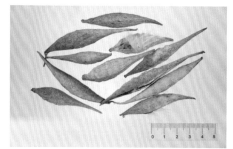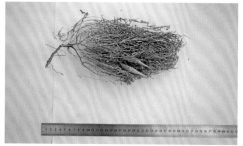

地稍瓜

（二）药性

味苦，性凉。效钝、燥、糙。

（三）功能与主治

消协日，止泻。主治血协日性腹泻，肠刺痛，胸热等症。

二、原植物

（一）形态特征

多年生草本。本种植物变异较大，在营养部分，茎低矮直立或倾卧或枝顶蔓生或缠绕；根圆柱形，深入地下，茎自基部多分枝。叶对生或近对生，线形。伞形聚伞花序腋生；花萼外面被柔毛；花冠绿白色；副花冠杯状，裂片三角状披针形，渐尖，高过药隔的膜片。蓇葖纺锤形，先端渐尖，中部膨大，长5～6厘米，直径2厘米；种子扁平，暗褐色，长8毫米；种毛白色绢质，长2厘米。

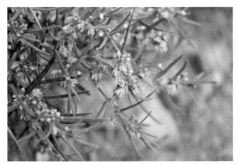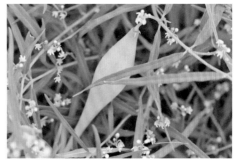

地稍瓜

（二）生态环境及分布区域

野生地稍瓜生长在山坡、沙丘或干旱山谷、荒地、田边等地。我国主要分布在黑龙江、吉林、辽宁、内蒙古、河北、河南、山东、山西、陕西、甘肃、新疆和江苏等地。呼伦贝尔市分布于海拉尔区、鄂温克族自治旗、陈巴尔虎旗、新巴尔虎左旗、新巴尔虎右旗、扎兰屯市等旗（市、区）。

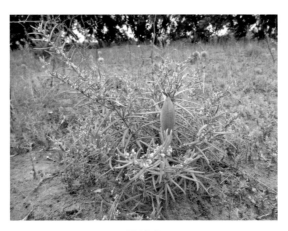

地稍瓜

参考文献

陈振祥，1993.呼伦贝尔盟医药志[M].呼伦贝尔：内蒙古文化出版社.

郭兰萍，康传志，周涛，等，2021.中药生态农业最新进展及展望[J].中国中药，46（8）：1851-1857.

郭巧生，2004.药用植物栽培学[M].北京：高等教育出版社.

国家药典委员会，2020.中华人民共和国药典[M].北京：中国医药科技出版社.

国家中医药管理局《中华本草》编委会，2004.中华本草·蒙药卷[M].上海：上海科学技术出版社.

杨利民，2020.中药材生态种植理论与技术前沿[J].吉林农业大学学报，42（4）：355-363.

赵一之，赵利清，曹瑞，2019.内蒙古植物志[M].呼和浩特：内蒙古人民出版社.

中国科学院中国植物志编辑委员会，2004.中国植物志[M].北京：科学出版社.